知的生きかた文庫

ズボラでもラクラク！
内臓脂肪がスルッと落ちる

栗原　毅

三笠書房

はじめに

食欲の暴走を止める！　老化を遅らせる！　生活習慣病にならない！

寿命が延びて老後が長くなっています。**80歳は当たり前、健康でピンピンしている90歳も増えています。**できれば自分もああなりたい、いくら長生きしても、介護の世話になって自由に動けない、美味しいものを食べられないのはイヤだ、というのは誰もが思うことでしょう。

「人間は血管とともに老いる」という有名な言葉があります。

血管がボロボロになると、まずシミ・シワ・白髪が増えるといった見た目の変化にはじまり、冷えや記憶力低下、全身の筋力低下、糖尿病や心筋梗塞、がん、動脈硬化に行きつきます。

血管を老化させる原因は、ズバリ、生活習慣です。特に三大生活習慣病である糖尿病、脂質異常症、高血圧は血管を傷める元凶と考えられます。

厄介なのは、血管の状態が老化まっしぐらに突き進んでいたとしても、自覚症状がないことです。痛《いた》くも痒《かゆ》くもないので放置してしまい、5年後、10年後に、突如、取り返しのつかない重篤な症状が発症……と、なりがちです。

そうなってから、ああ、早くなんとかすればよかった、と嘆いても遅いのです。

実際、健康診断で「血糖値が高い」「中性脂肪が多い」「血圧が高い」とわかっても、すぐに治療にかかる人は、ほんの一握り。80歳、90歳なんてまだ先だと思い、まさか自分が寝たきりになるなんて想像すらしないのでしょう。でも、時がたつのはあっという間で、うかうかしてはいられません。勝負は40代、50代から始まっているのです。

始めるのは、今です。

本書は、三大生活習慣病の中でも、特に内臓脂肪を落とすことに焦点を当てます。

なぜ、内臓脂肪かと言えば、第一に唯一、**目で見て確認できる症状**だから。

お腹がぽっこり出ていれば、内臓脂肪がたまっている紛れもない証拠です。

第二に、**内臓脂肪を減らせば、同時に糖尿病も高血圧も改善できる**からです。内臓脂肪は、血糖や血圧と深く関係しており、悪化するのも改善するのも常に一緒。

そこで改善を実感しやすい内臓脂肪を退治することで、ほかの生活習慣病もまとめて克服するのが本書のねらいです。

うれしいことに、内臓脂肪は増えやすい一方、減りやすいという性質があります。

誰でもできる食生活の見直しから始めて、簡単な運動、生活習慣の改善に取り組めば、意外と簡単に達成できるものです。

スッキリとした体型になれば、毎日の気力、行動力もアップします。

ぜひ一緒に取り組んで、明るい老後を手にしましょう。

栗原　毅

目次

第2章

コレステロールの真実 超悪玉は別にいる！
――健康診断の検査項目ではわからない
この数値が問題だった！

第3章

「食べ方」を変えれば内臓脂肪は3日で落とせる！

――楽しく美味しく、もっと健康に！

第4章

これならできる！糖質「一日250g」以下作戦！

——ストレスゼロで賢く健康に！

第5章 筋肉を増やして内臓脂肪をガンガン燃やす！
——ひとつやるだけでも変わる！

編集協力　コパニカス
本文デザイン　下舘洋子
本文イラスト　BIKKE

第1章

「内臓脂肪の正体」がわかれば スルッと落とせる！

——どうしてつくのか、何をやめたらいいのか？

01

ぽっこり張り出したお腹は、生活習慣病の前兆

中性脂肪を適正に減らせば、100歳でも健康に!

ぽっこり張り出したお腹、だらんと垂れ下がったお尻……。

お腹についてるのは内臓脂肪、お尻についているのは皮下脂肪ですが、どちらの中身も、その正体は中性脂肪。あなたの体の中で合成された中性脂肪がお腹やお尻についているのです。

中性脂肪は見た目を悪くするだけではなく、実際に健康にも悪い影響を与えています。

中性脂肪のうち、内臓脂肪のほうは、**血圧を上げる、血糖値を上げる、動脈硬化の原因となる、脳梗塞や心臓病のリスクを高める、糖尿病の原因となる、睡眠障害を引き起こす、自律神経を阻害する、認知症になりやすい、**などなど、

中性脂肪とコレステロールは別物!

中性脂肪

=

体脂肪の大部分

皮下　**内臓**　**血液**

（内臓）→ 病気を引き起こす

（血液）血管内部にはたまらない

コレステロール

=

血液中の資質だが、中性脂肪とは別物で、細胞やホルモンの材料となる。血管内部にたまる

▼

かつて高いとよくないとされたが、現在は一概にそういえないことが判明

→詳しくは50ページ参照

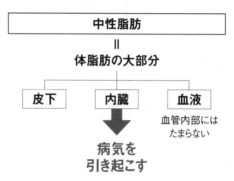

生活の質や命にかかわる怖い病気を引き起こします。

昨日まで元気だったのに、突然、脳梗塞で倒れた、という話をよく聞くように、**これらの生活習慣病は、本人が気づかないうちに進行する**という特徴があります。

ぽっこりと張り出したお腹は、唯一、医療機器を使わずに目で見て確認ができる生活習慣病の〝症状〟といえるものです。

日本は世界に誇る長寿国です。２０２１年における女性の平均寿命は87・57歳で世界一位、男性は81・47歳で世界二位です。しかしその健康寿命（医療・介護に依存しないで自立した生活ができる生存期間）は短く、女性は約12年、男性は約９年もの医療や、介護を受ける期間があります。

自分の足で歩いて、体も頭も元気でいるためには、何はともあれ、内臓脂肪を減らすことです。若いころよりウエストが太くなったな、と思ったら、早速内臓脂肪を減らして、健康的な老後を確保しましょう。

02

腹ペコなときに、炊きたての白いご飯を食べたくなる理由

❗生き延びるためのエネルギー源を体はどう保存するのか?

本書では、生活習慣病の元凶ともいえる内臓脂肪を減らす方法をいろいろな角度から考えていきます。しかし、その前に中性脂肪はなぜ増えるのか、そのしくみを見てみましょう。

人間が生命を維持し元気に活動するためには、エネルギーを補給する必要があります。その中心となるエネルギー源が穀物です。


「お腹がすいて歩く元気もない」

「忙しくて昼ご飯を食べそびれた」

「サッカーの試合があるのに、朝ご飯を抜いたら力が出ない」

こんなエネルギー不足を感じるとき、一番食べたいものは何ですか? 多く

の人は炊きたての白いご飯ではないでしょうか。あるいは、ひと口食べるだけで幸福な気分になる甘い物では？

心臓や内臓を動かす、筋肉を動かす、脳を働かせる――このような**人間の基本活動を支える原動力（エネルギー源）は、糖質**です。

その**糖質を多く含むのが、いわゆる砂糖などの甘い物、そして、米、小麦、芋、豆類などの主食**です。元気がなくなったときにホカホカのご飯が食べたくなるのは、急いでエネルギーを補給したいという人体の本能的な欲求なのです。

人類が地球上に誕生して以来、その歴史は飢餓との戦いでした。**満足に食事をとれない日が続くことを想定して、人間は糖質を中性脂肪に変えて体内にためる機能を身につけました。**

それが中性脂肪の正体なのです。つまり、中性脂肪は人間にとって、生き延びるためにどうしても必要な成分だったのです。

03

生き延びるためのエネルギーがなぜ病気の原因となってしまうのか？

「飽食の時代」と「便利さ」のせいで進化がアダに!?

中性脂肪は人間が生き延びるために必要な成分、と解説しました。中性脂肪は、体を動かすためのエネルギー源としてだけでなく、**体温を保ったり、臓器を外部の衝撃から守るなどの役割**もあります。では、なぜ生命維持に必要な中性脂肪が病気の原因になってしまうのでしょうか。

ちょっと、考えてみてください。現代の日本の社会で、食べ物が足りなくなって餓死することがありますか？

多くの人は冷蔵庫や戸棚に数日分の食料を保管しているはずです。うっかり切らしてしまっても、コンビニやスーパーマーケットに行けば、すぐに食べ物が手に入ります。

それどころか、現代は飽食の時代となり、好きなときに好きなものを好きなだけ食べられるほどに豊かになりました。

もはや、体の中に予備のエネルギーをためておく必要はありません。

加えて、社会は便利になり、クルマや電車があれば、座ったまま遠くにも行けます。わざわざ店まで行かなくてもオンラインで買い物もできます。近い将来、AIやロボットが実用化されれば、本当に何もする必要がなくなるかもしれません。

つまり、ここ数十年で急速に人間の食べる量が増え、活動量は減りました。その結果、エネルギーの需給バランスが崩れて、必要以上の中性脂肪が体にたまるようになったのです。中性脂肪が多いというと、「あの食べ物が悪い」「いや、これが悪い」と、食べ物のせいにしがちです。**多少は食材の影響もありますが、一番の原因は「食べすぎ」と「運動不足」なのです。**まさか、こんな事態に陥るとは、神様も想定外だったことでしょう。

04 体にたまる脂肪は、食べ物の脂が3割、糖質から体内で作られるのが7割!

体内で合成される量を減らすことが最重要!

中性脂肪は、3本の脂肪酸がグリセロールと呼ばれる物質で束ねられた構造をしています。脂肪酸は酸性ですが、この構造になると中性になることから、中性脂肪と呼ばれます。

体内にたまっている中性脂肪のうち、肉や食用油などの食品に含まれる脂質に由来するものはわずか3割。**残りの約7割は、体内で糖から合成されたもの**です。

脂っこい肉が中性脂肪の原因と誤解されがちですが、**実は、甘い物やパン、麺類、ご飯などの糖質のとりすぎが主な原因**なのです。

糖質から合成された中性脂肪は、筋肉や脳がエネルギーを必要としたときに、再び糖質に戻して使用されます。

では、なぜ体はわざわざ糖質を中性脂肪に変えて貯蔵するのでしょうか？

実は糖質（ブドウ糖）1gが持つエネルギーは4kcalですが、中性脂肪1gは9kcalのエネルギーがあるのです。

同じエネルギー量を糖質のままためようとすると、脂肪の2倍以上の量をためる必要があります。そして、ブドウ糖のままエネルギーを備蓄するには、水分が多く必要になることもわかっています。

それでは非効率なので、コンパクトな脂肪の形にしているのです。また、糖の状態で体内に蓄えられるのは、せいぜい400〜500g（活動量にして一日分程度）ですが、脂肪はいくらでもため込むことができます。

ちなみに、標準的なヒトの体の約20％は中性脂肪です。

使いきれなかった糖質は脂肪に変わる

糖質も脂肪もエネルギーとして消化されるが、使いきれなかった糖質は脂肪に合成されて蓄えられる。同じ体積でも脂肪のほうが約2倍のエネルギーを格納できるうえに、水分も少なくすんで、効率的にためられるためである。

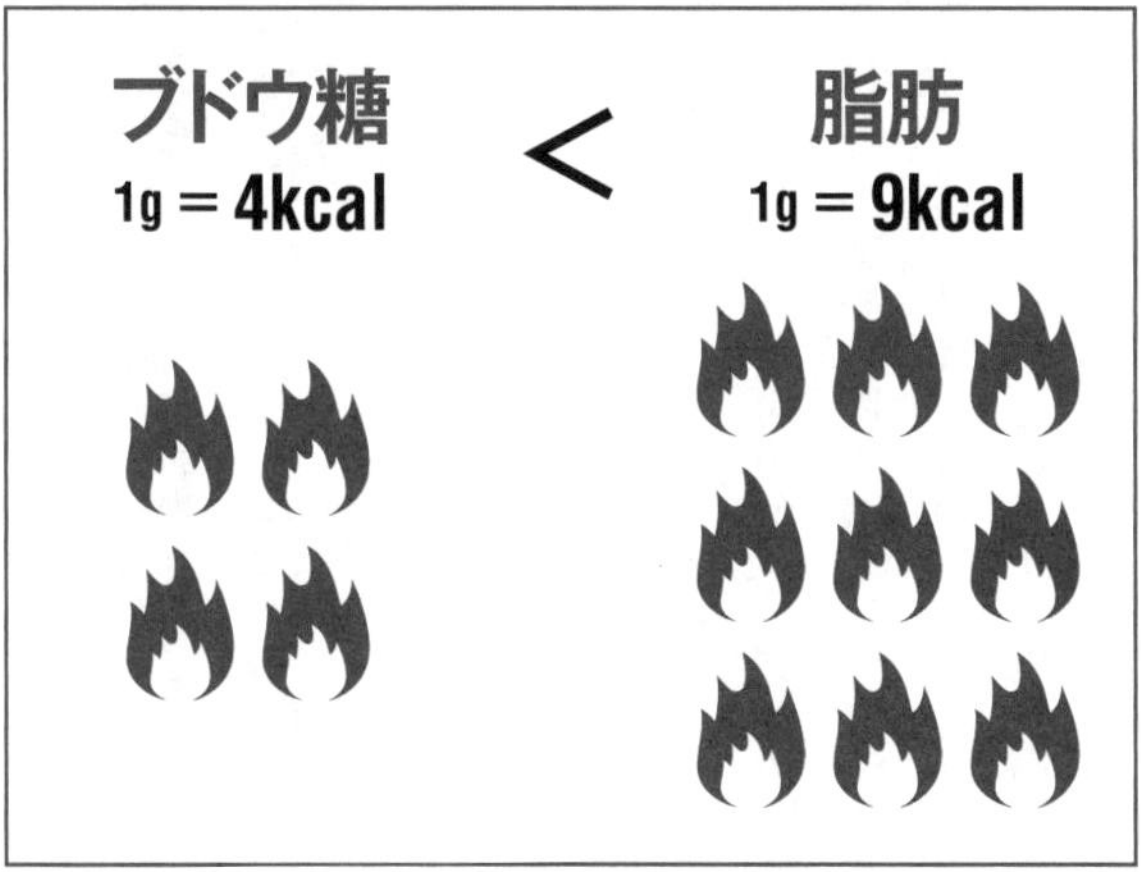

↓

脂肪に変えたほうが大量のエネルギーを蓄えられる

05

皮下脂肪と内臓脂肪。病気を引き起こすのは、どっち？

❗ 皮下脂肪は女性につきやすく、内臓脂肪は男性につきやすい

ひと口に中性脂肪といっても、つく場所によっていろいろな種類があります。**「皮下脂肪」**は皮膚のすぐ下につく中性脂肪です。体温維持や外圧からのクッションとしての役割などを担い、数カ月〜数年の長い時間をかけて、ゆっくり蓄積されていきます。また、一度つくと落としにくいという特徴があります。

貯金に喩えると、おろしにくい定期預金タイプの脂肪です。腰、お尻、太腿などの下半身を中心に、二の腕やお腹まわりにつきやすく、これが過剰についた状態を皮下脂肪型肥満と呼びます。女性につきやすいという特徴もあり、これは女性ホルモンの影響と考えられています。皮下脂肪が増えすぎると、見た目やひざ関節などに悪影響します。

中性脂肪がある場所は大きく4つ!

内蔵脂肪

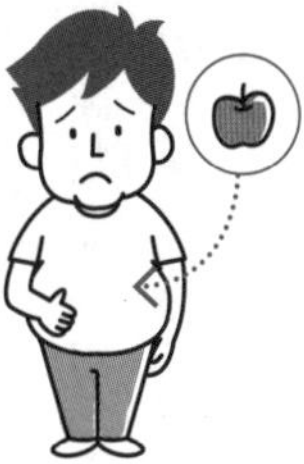

- リンゴ型肥満
- 腸や胃の周りにつく
- 男性に多い
- 女性は50代以降に増える
- つきやすく落ちやすい
- 生活習慣病の原因となる

皮下脂肪

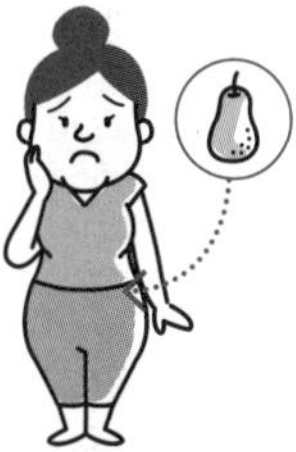

- 洋ナシ型肥満
- 下半身や二の腕につく
- 女性に多い
- 時間をかけてつき、落ちにくい
- 体温維持などに必要

肝臓脂肪

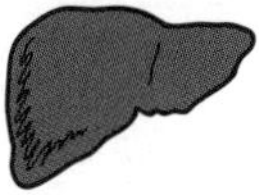

- 血中からあふれた分が一番最初にたまり、一番最初に落ちる
- お酒の飲みすぎでもたまるが、飲まなくてもたまる

血中

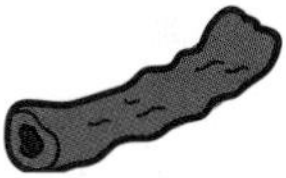

- 血管内を流れているが血管内部にはたまらない

ぽっこりと張り出したお腹にたまっているのは、**「内臓脂肪」**です。内臓脂肪は腸や胃などの消化管と、それを固定している膜との間にたまる脂肪です。内臓組織そのものにたまるわけではありません。

内臓脂肪は代謝して血管内に入り込みやすく、脂質異常症や動脈硬化の原因となります。**怖い生活習慣病を引き起こすリスクを含むのは、この内臓脂肪のほうです。**内臓脂肪がたまる肥満を内臓脂肪型肥満といい、一見、痩せていても多いことがありますので要注意です。

内臓脂肪は、たまりやすく落ちやすい性質があります。貯金に喩えると比較的おろしやすい普通預金です。うっかりするとすぐに増えますが、食事や運動によって簡単に改善ができます。

そのほか、肝臓にも中性脂肪はたまります。脂肪が多い肝臓は脂肪肝と呼ばれ、生活習慣病の第一歩と考えられています。でも、これは喩えれば財布の中のお金のようなもので、内臓脂肪よりも使いやすいという特徴があります。

06

止まらない食欲は、内臓脂肪が陰で支配していた!?

満腹感を伝えなくさせるから、食べすぎる!

中性脂肪の中でも、生活習慣病に直結するのは内臓脂肪です。なぜ、内臓脂肪が病気を引き起こすのか、その理由を理解するためには、アディポネクチンという善玉ホルモンについて知る必要があります。

アディポネクチンは生理活性物質のひとつで、糖の代謝をスムーズにして血糖値を下げたり、血管を広げて血圧を下げる体によい働きをします。また、睡眠中に壊れた細胞壁を修復して動脈硬化のリスクを防ぐこともわかっています。

アディポネクチンはこれらの素晴らしい働きから「長寿ホルモン」とも呼ばれています。**内臓脂肪は、このアディポネクチンの分泌を阻害します。**アディポネクチンは脂肪細胞から分泌されるため、内臓脂肪が増えるとダイレクトに悪影響を及ぼすと考えられています。

アディポネクチンの分泌が減ると血糖値や血圧が上がります。そして血糖で傷ついた血管にｓｄＬＤＬコレステロール（55ページ参照）が入り込み、動脈硬化が起こりやすくなります。

また、脂肪細胞からはレプチンというホルモンも分泌されます。レプチンは別名「満腹ホルモン」と呼ばれ、十分な食事を食べたときに脳に満腹感を伝える働きをします。

ところが、内臓脂肪はレプチンの分泌も邪魔します。レプチンが足りなくなると満腹感の伝達ができなくなり、食欲を抑えられなくなって食べすぎます。その結果、さらに肥満のリスクが高まるという悪循環に陥るのです。

空腹感を覚える原因には、この「内蔵脂肪過多」のほか、水分不足、睡眠不足、運動不足などがあります。内蔵脂肪を減らすよう心がけることが食欲の暴走を抑え、太る悪循環を断ち切る一助になります。

07

中年女性に生活習慣病が急増の謎。若くても「かくれ脂肪肝」に注意

スリムなのに、肝臓に脂肪がビッシリ! その原因は?

女性には皮下脂肪が多く、男性には内臓脂肪が多いのは、なぜでしょうか。それには、**エストロゲンという女性ホルモン**が深く関係しています。エストロゲンには、内臓脂肪を分解して皮下脂肪に変える働きがあるから、若い女性は内臓脂肪が少なく、皮下脂肪が多いのです。これは腰まわりの脂肪を増やして子宮を守り、出産に備えるという意味があります。

内臓脂肪が少ないことは、若い女性に高血圧や糖尿病が少ないことの理由にもなります。**20代、30代の患者数の男女比を見ると、明らかに男性のほうが多くなっています。**

だからといって女性のみなさま、安心してはいけません。40代に入り、女性

ホルモンが減少してくると、女性の生活習慣病は急激に増えていきます。若いころに血圧が低かった、血糖値が低かったと油断して、これまでと同じような食生活をしていると、急に数値が悪化します。特に閉経を迎えた女性は要注意です。

また、若い女性にも注意してほしいことがあります。内臓脂肪ではなく、肝臓に脂肪がたまる「脂肪肝」が多いのです。痩せ型で、一見、中性脂肪なんてなさそうな細いウエストをしているのに、肝臓を調べてみるとビッシリと脂肪がたまっていることがあります。

これは運動不足とスイーツばかり食べるような偏った食事が主な原因です。**脂肪肝になると肝機能が衰えるために代謝が悪くなり、体が疲れやすくなります。進行すれば約10年後に1～2割が肝硬変となり、肝がんのリスクが高まります。**しかし軽度であればすぐに治りますので、主治医の指導にしたがって生活習慣の改善をおすすめします。

08 脂肪肝のうちに対処すれば3日で健康に戻る!

❗ 放置すると肝炎、そして、肝硬変、肝臓がんに

肝臓は2500億個もの肝細胞が働く大きな臓器です。食事から得た糖質やたんぱく質を、全身の臓器が使いやすい形に変えたり、有毒成分を無毒に変えたりする科学的な分解・合成を担当しています。

そのため、肝臓は巨大な化学工場にたとえられます。

体内の中性脂肪が多くなりすぎたときに、血管とともにダメージを受けやすいのが肝臓です。

しかし、血管が繊細でもろく傷つきやすいのと対照的に、肝臓は打たれ強いという特徴があります。2500億個の細胞の一部が炎症を起こしても、ほかの細胞がカバーし、その間に傷んだ細胞が復活するからです。ただ、悪い生活

習慣が続くと、次第に傷んだ部分が大きくなっていきます。その最初の段階が「脂肪肝」という状態で、肝臓の中の中性脂肪が20％を超えると、そう診断されます。健康な人の肝臓内の中性脂肪は3〜5％です。

脂肪肝になっても自覚症状はほとんどありません。気がつかずに不摂生を続けていると、肝炎に進行し、さらに進むと肝硬変や肝臓がんになる場合があります。ここまでくると肝機能がかなり低下し、発熱や頭痛、だるさや黄疸などさまざまな不調を自覚します。

肝心なのは、脂肪肝のうちに肝臓を元気な状態に戻すことです。脂肪肝は数日、摂生すれば解消するからです。

しかし、脂肪肝には自覚症状がありませんから、摂生するタイミングが難しくなります。

そこで一番いいのは「ちょっと飲みすぎたな、今週はちょっと糖質が多かったな」と思ったら、2、3日摂生して肝臓をいたわること。早く対処すればリカバリーも簡単にできます。

脂肪肝になっていないか?
判断基準

ALT (GPT)	基準値	10 ～ 30IU/l	肝細胞の異常があると上がる。基準値内でも、20を超えると脂肪肝が疑われる
	理想値	5 ～ 16IU/l	
AST (GOT)	基準値	10 ～ 30IU/l	ALTよりも数値が高い場合は飲酒過多。ALTよりも値が低いと糖質のとりすぎが疑われる
	理想値	5 ～ 16IU/l	
γ-GTP	基準値	男性：79以下 女性：48以下	糖質のとりすぎやストレスで数値が上がる。200を超えるような場合はアルコール性脂肪肝が疑われる
	理想値	男性：50以下 女性：30以下	
アルブミン	基準値	3.7 ～ 5.5g/dl	肝臓に異常があると低くなる。また、脂肪が吸収されにくくなる
	理想値	4.5g/dl以上	

私は、53、57ページの各種基準値と併せて、肝臓が脂肪肝になっていないかチェックしています。

この理想値に収まっていなければ、基準値内であっても脂肪肝である可能性があり、小型LDLコレステロール(55ページ参照)が多い可能性が高まります。

09

パンやご飯が脂肪としてお腹のまわりにベッタリつくまでに起きていること

❗ 中性脂肪は必要に応じてエネルギー源として使用される

肉の脂身ならわかるけど、パンや麺類、ご飯を食べて中性脂肪がたまる理由がよくわからない、という人がいるかもしれませんね。それら糖質から中性脂肪がたまる過程をくわしく見ていきましょう。

米、小麦、芋、豆、とうもろこしなどの穀物の主成分は、炭水化物です。炭水化物は、糖質と食物繊維でできています。

糖質は、だ液や胃液に含まれる消化酵素で分解されて栄養素となり、食物繊維の多くは消化されずに大腸まで届きます。

食物に含まれる糖質は複雑な形をしていますが、小腸からとり込まれるまでには、消化液によって、ブドウ糖という小さくシンプルな形にまで分解されて

糖質の変化

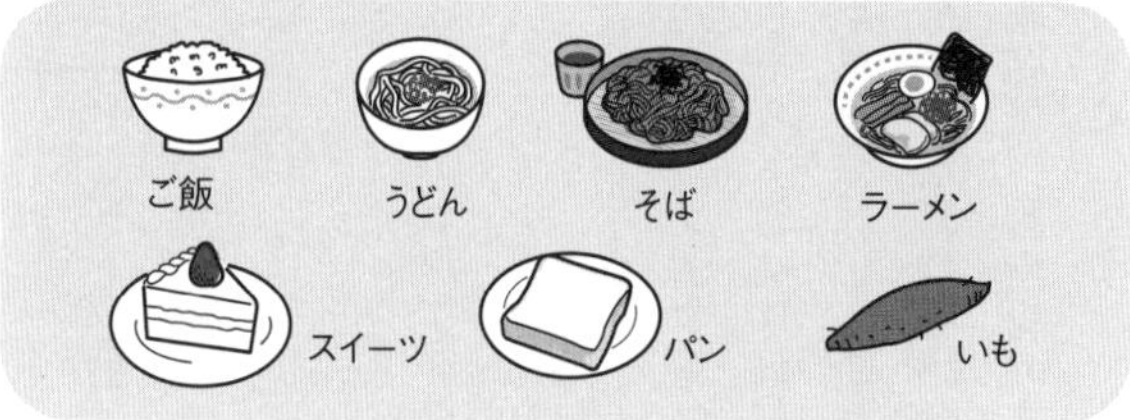

炭水化物＝糖質＋食物繊維

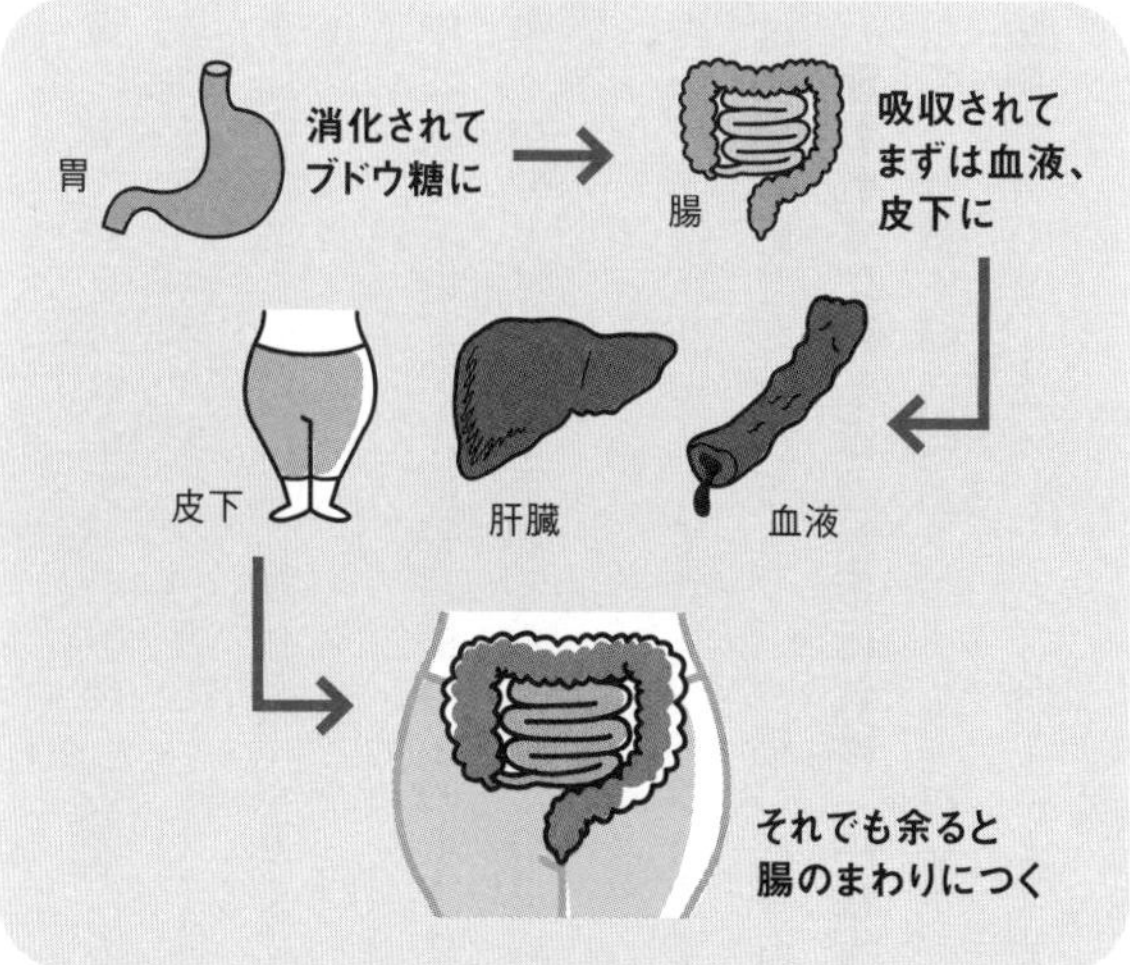

います。

体内に入ったブドウ糖は一度、肝臓の中に蓄えられます。その後、必要に応じてブドウ糖の形に戻して血液中に放出され、エネルギーを必要としている筋肉や臓器に運ばれます。このときは健康な人でも一時的に血糖値が上がります。

使いきれなかったブドウ糖が血液中に残っていると、血管が傷つくので、体はすい臓からインシュリンという物質を分泌して、再び肝臓や筋肉にとり込みます。

とり込まれたブドウ糖は収納効率のいい中性脂肪に変えてストックされます。

こうしてストックされた中性脂肪は必要に応じて何度でもブドウ糖に戻されてエネルギー源として使われますが、**使われずに残るほうが多ければ、中性脂肪はどんどんたまっていきます。**そして、肝臓や筋肉にストックしきれなかった中性脂肪は、腸や胃のまわりに内臓脂肪として、あるいは皮下脂肪として皮下に付着するのです。

10

糖質が多いのは、スイーツ、フルーツ、そして主食になる穀物

気をつけたいのは、フルーツの食べすぎ

どんな食べ物に糖質が多く含まれるのかを確認しておきましょう。
まずは、一番わかりやすい**スイーツに含まれる砂糖**。これはもちろん糖質です。しかも、穀物の糖質が多糖類という複雑な構造をしているのに対し、砂糖は二糖類という単純な形をしています。つまり、すぐに単糖類のブドウ糖に分解され、体内に吸収されやすいのです。

次に食べすぎ注意の食品が**フルーツ**です。
フルーツに含まれる果糖は、砂糖よりもさらに単純な構造の単糖類で、あっという間に体内に吸収されて血糖値を上昇させます。

フルーツの危険度については、第2章でじっくり解説します。

3番目が穀類です。すでに解説したように、主食となる米、小麦、芋、豆、とうもろこしなどの穀物の主成分である炭水化物は、糖質と食物繊維で構成されています。ただし同じ穀物でも糖質が多いものと食物繊維が多いものがあります。

その見分け方は簡単で、精製された白いものは糖質が多く、精製度の低い黒っぽいものには食物繊維が多いと覚えてください。つまり、白いご飯は糖質が多く、五穀米や麦飯には食物繊維が多いのです。五穀米や麦飯が健康的といわれるのは、この理由によります。食物繊維の多い穀物は、糖質の悪影響よりも健康効果のほうが高いので、ムリに減らす必要はありません。

同じように、白いうどんより黒っぽいそば、白いフワフワのパンより全粒粉のパンのほうが糖質控えめでヘルシーといえます。

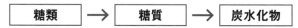

糖質はクオリティが大切

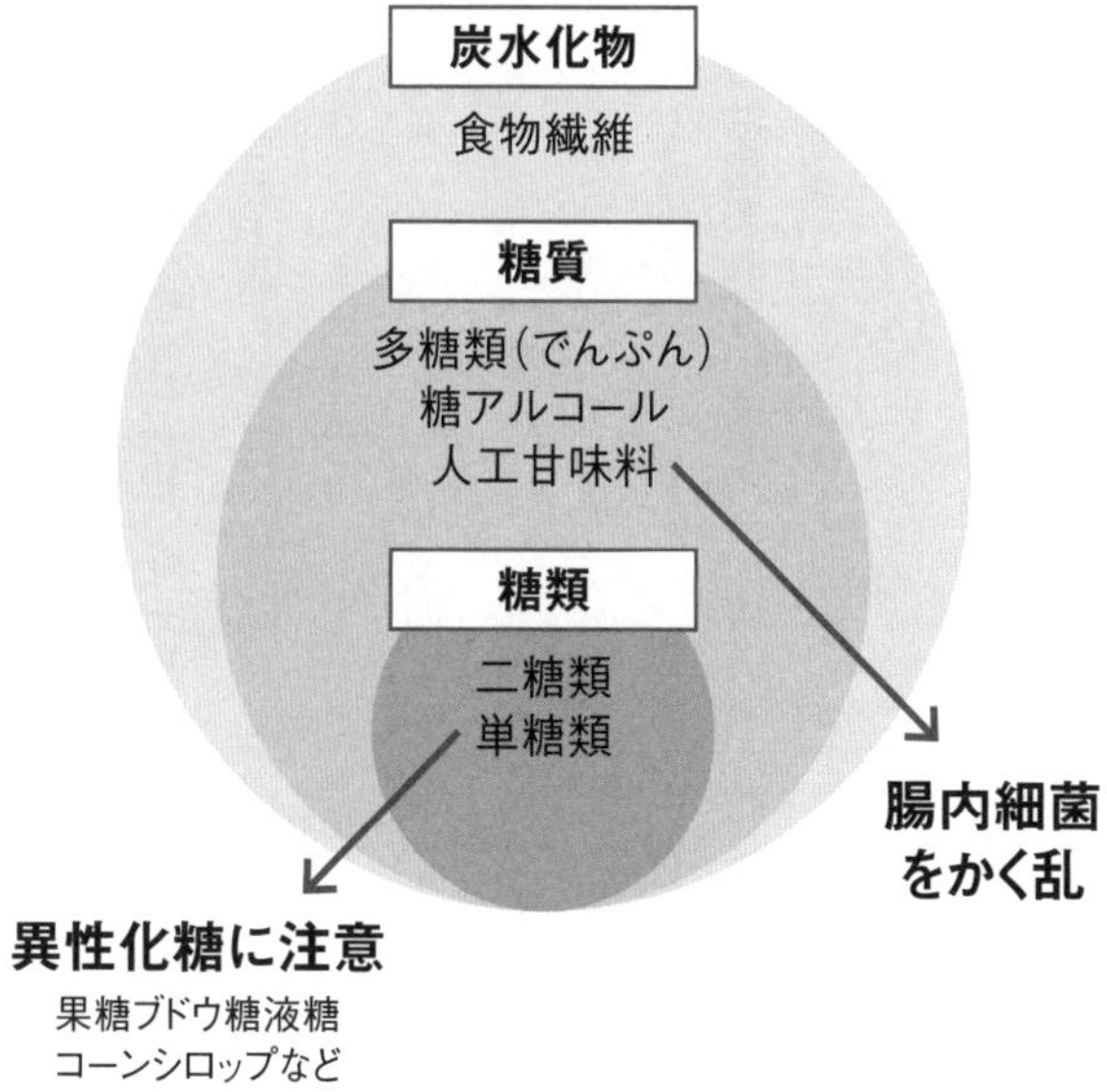

減らすべき順番は

糖類 → 糖質 → 炭水化物

いくら主食を減らしても、甘い菓子類を食べていては本末転倒。まずは菓子類、人工甘味料などの摂取を減らそう

11

食べていないつもりでも、知らずに基準値を超えている人が9割

！ 野菜ジュースも意外と糖質が多い

どんな食品に糖質が多いかを説明すると、「ああ、それなら大丈夫。オレはそれほど糖質はとってないから」という人が多いものです。

でも、それは本当でしょうか？

気づいていますか？　ご飯やパン以外でも**市販のドレッシングやレトルト食品にも糖質は含まれています**。消費者は、甘みや塩分が強いものほど「美味しい」と感じるように慣らされてしまいました。そして食品メーカーが作るヒット商品はまさに〝美味しい〟ものばかりです。

清涼飲料水も同様です。**コーラや缶コーヒー**、**オレンジジュース**、**野菜ジュース**、**乳酸菌飲料**、そのすべてにはたっぷりと糖質が含まれています。しかも、

一日に摂取している糖質の量

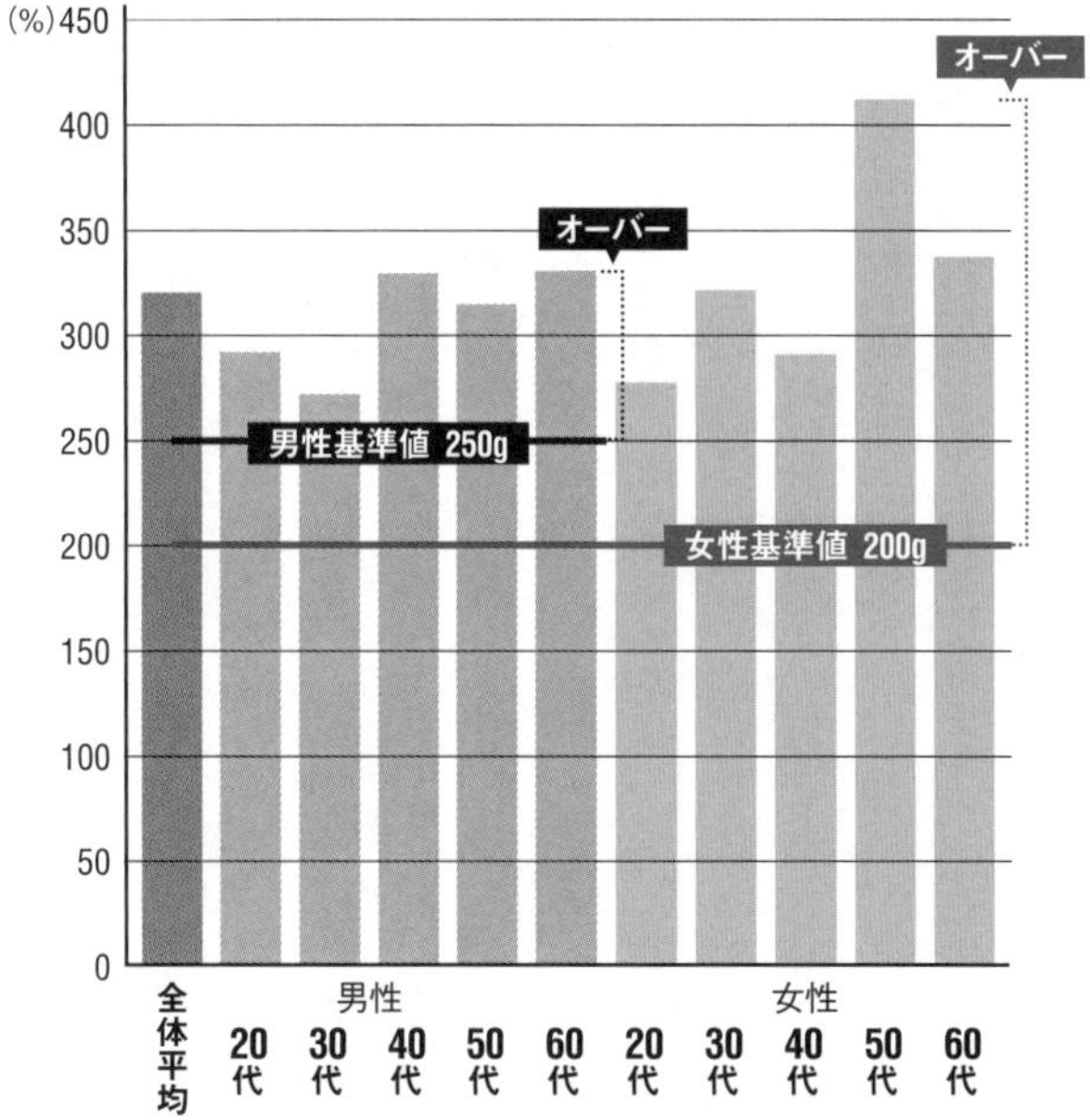

全年代で基準値をオーバーしている!

サッポロビール調べ（栗原毅監修）
出典：サッポロビール株式会社「食習慣と糖に関する20 ～ 60代男女の実態調査」より作成

近年は安価な単糖類の果糖が使われているため、瞬時に体内にとり込まれて血糖値を上昇させます。これは血糖値スパイク（137ページ参照）という、血管に大変悪い状態を引き起こします。

野菜ジュースが健康に悪い、というとびっくりする人がいるかもしれません。しかし、食品メーカーの人の話によると、以前、糖質ゼロの野菜ジュースを販売したところ、まったく売れなかったそうです。だから糖質入りに戻したとか。これが現実なのです。

スナック菓子類の多くは、じゃがいもやとうもろこしが原料です。そこに**砂糖や塩をたっぷりと効かせて、中毒性**を誘っています。「そんなものは一切、食べない」といいきれる人は、少ないのではないでしょうか。

私は、**理想的な一日の糖質摂取量を、男性250g、女性200g**としています。これは多少の知識があって気をつければ、ムリなく達成できる数字です。ところが、**全年代で男女ともに基準値をオーバーしています。**きっとあなたも知らないうちに糖質をとりすぎていると思って間違いないでしょう。

こんなに糖質を含んでいる

角砂糖1個(3〜4g)に換算すると、こんなに入っている!

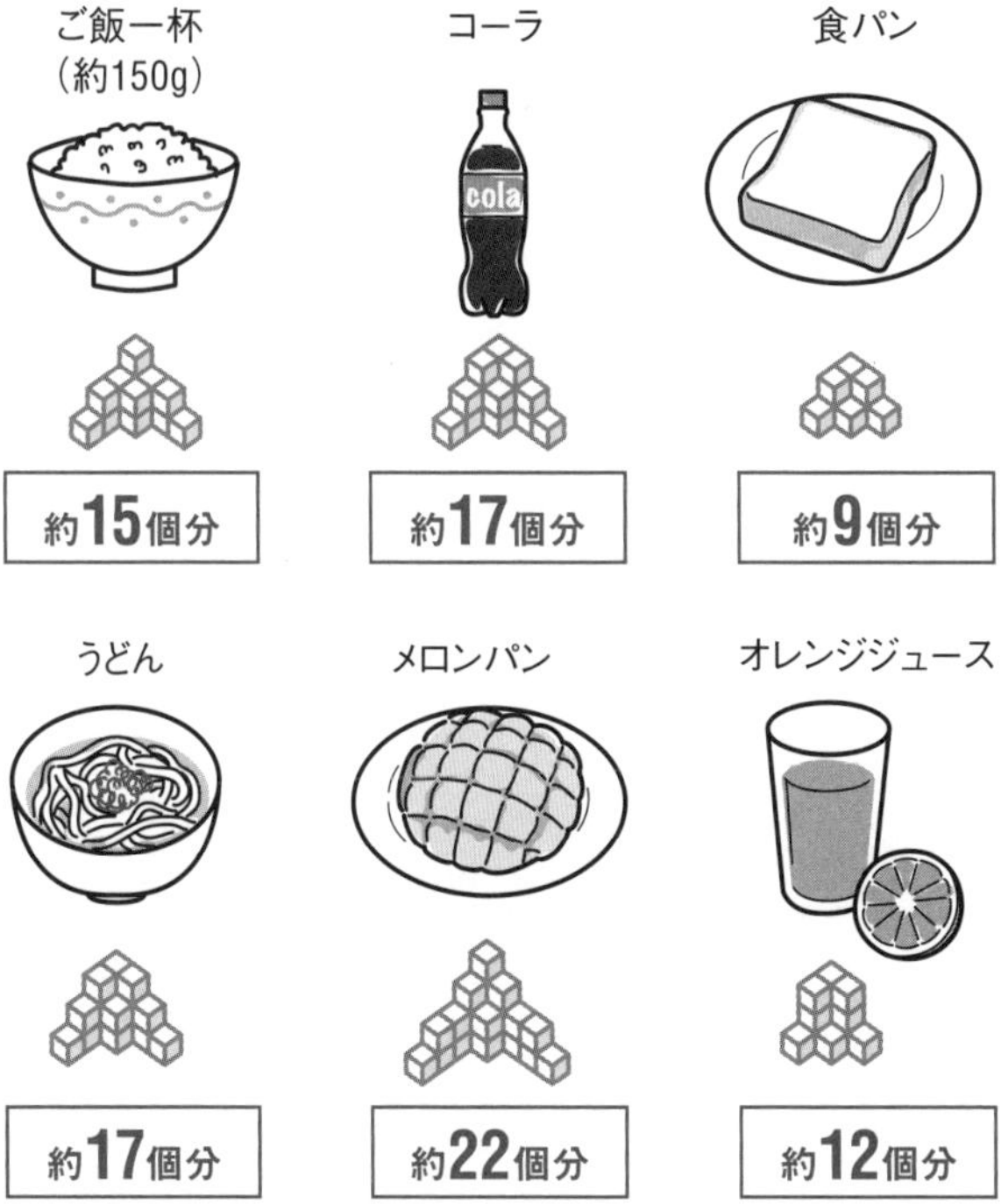
ご飯一杯
(約150g)
約15個分
コーラ
cola
約17個分
食パン
約9個分
うどん
約17個分
メロンパン
約22個分
オレンジジュース
約12個分

第2章

コレステロールの真実

超悪玉は別にいる！

――健康診断の検査項目ではわからない
この数値が問題だった！

12

悪玉コレステロールが多いとダメというのは間違った知識

❗「LH比率」をチェックして、不要な薬を飲むことを避けよう

運動などで消費されずに残った中性脂肪は、まず肝臓にたまっていきます。健康な肝臓はきれいな赤色でツヤがありますが、脂肪細胞内に脂肪がたまって大きくなると、まさに霜降り牛肉のようにだんだんと白い部分が増えていきます。そして、脂肪の割合が30％を超えると「脂肪肝」と診断されます。

いよいよ肝臓に中性脂肪が収納しきれなくなると、内臓脂肪になったり血液中に流れ出たりします。血液中の中性脂肪（トリグリセライド）の基準値は50～149㎎／㎗ですが、これを上回ると脂質異常症となります。

脂質異常症の種類

血液中の脂質の値が基準値からはずれて
異常値を示している状態

高LDLコレステロール血症	LDL(悪玉)コレステロールが多い
低HDLコレステロール血症	HDL(善玉)コレステロールが少ない
高トリグリセライド血症	中性脂肪(トリグリセライド)が多い
高Non-HDコレステロール血症	総コレステロールからHDL(善玉)のコレステロールを引いた値が高い

脂質異常症はコレステロールが多い場合でもその診断が下りますが、病気になるか、ならないかという本当の意味で大切なのは、**善玉コレステロール（HDL）と悪玉コレステロール（LDL）の比率**です。**たとえLDLコレステロールの値が多少高くても、HDLがしっかりあれば、それほど気にすることはありません。**この基準は左ページのLH比で求めることができます。

脂質異常症になると、血液がベタベタとして血流が悪くなります。血流が悪くなると、血管が傷つきやすくなり、動脈硬化、脳梗塞、脳出血などの怖い生活習慣病のリスクが高まります。

実際に動脈硬化が起きているかどうかは、**頸動脈のエコー検査**で、すぐに判断がつきますので、LH比が2・5以上あるか、あるいは心配なら受けてみましょう。

LH比の計算のしかた

健康診断の結果からLH比を算出できる!

$$\text{LH比} = \frac{\text{LDLコレステロール}}{\text{HDLコレステロール}}$$

1.5以下	正常
2.0〜2.4	動脈硬化が疑われる状態
2.5以上	血栓があるかも。心筋梗塞や脳梗塞のリスクあり。

高血圧 、糖尿病、心筋梗塞などの既往歴がある人はLH比を1.5以下にすることを目標にしよう

出典：厚生労働省　生活習慣病予防のための健康情報サイトより

13

小型LDLが動脈硬化の真犯人だった!

❗コレステロールは生命維持に必要。低すぎると体調不良に

血液に含まれる脂質には中性脂肪とコレステロールがあって、どちらも増えすぎると脂質異常症と診断されます。**しかし近年の研究では、HDLが十分に高ければ、LDLコレステロールが少々高くても問題がないと考えられています。**だから健康診断の数値を見るときは、前項で述べたLH比のバランスが大切です。

しかも、コレステロール値は低ければ低いほどいいわけではありません。

実はコレステロールは人体に必要な栄養素です。神経組織に多く含まれ、性ホルモン、副腎脂質ホルモンの原料となる、生命維持に欠かせない物質です。

総コレステロール値が低くなりすぎると、体調不良の原因となります。

肝臓で作られたコレステロールを全身に運ぶのがLDLという物質です。このLDLと結びついたコレステロールを、LDLコレステロールと呼びます。LDLコレステロールが必要とされる量より多く出回ると行き場を失い、LDLは血液中にコレステロールを置き去りにします。このことからLDLコレステロールは悪玉コレステロールといわれてきました。

一方、HDLと結びついたコレステロールをHDLコレステロールといいます。HDLは血液中に浮遊する余分なコレステロールを回収する物質であり、動脈硬化を防ぐ働きをすることから、HDLコレステロールは善玉コレステロールと呼ばれるのです。

また、**実は悪玉コレステロール（LDLコレステロール）と呼ばれてきたものとは別の超悪玉コレステロール（小型LDLコレステロール〈sdLDL〉）というものが存在し、これこそが、動脈硬化を起こす真犯人**であることがわかっています。今まで悪玉コレステロールと呼ばれてきたLDLコレステロールですが、ひとくくりにして悪玉と決めつけるのは間違いだったのです。

14

小型LDLコレステロールこそ超悪玉！細胞壁の小さな傷にも入り込む

❗新たに開発された測定試薬で検査が可能！

LDLコレステロールはこれまで悪玉とされてきましたが、一概にそうとは言えないことが判明しています。LDLコレステロールはサイズの違いによって、さらに分類できることがわかっています。

通常のLDLコレステロールは直径が25・5㎚（ナノメートル）ですが、それ以下の小型のLDLが存在するのです。これを**小型LDL（sdLDL）コレステロール**と呼びます。

動脈硬化は傷ついた血管の細胞壁にコレステロールが入り込んで発生します。**小型LDLコレステロールは、とても小さくて比重が高いために、通常のLDLコレステロールよりも傷の中に入りやすいのです。**

小型LDLコレステロールがあるかどうか、推定する各種の基準

1	中性脂肪の数値が300mg/dl以上
2	HDLコレステロールの数値が40mg/dl以下
3	HbA1cの数値が7%以上(血糖値が高い)
4	中性脂肪が常に500mg/dl以上ある

1〜3のすべてに当てはまるか、あるいは、4にあてはまる場合は、私の栗原クリニックでは、小型LDLが増えていると推定します。

また、通常のＬＤＬコレステロールの2倍も血液中に長くとどまりやすい、酸化しやすいなどの厄介な性質を備えています。

これこそが、生活習慣病の真犯人だったのです。**そしてこの小型ＬＤＬコレステロールを、私は「超悪玉コレステロール」と名づけました。**

通常のＬＤＬコレステロール値が高くても、ＨＤＬコレステロールが高ければ、あるいは、小型ＬＤＬコレステロールがなければ問題ありません。

ところが、通常の健康診断では、なぜか小型ＬＤＬコレステロールの値を測定しません。そしてＬＤＬコレステロール値が高いという古い基準で、本来不要な、コレステロールを下げる薬を処方しているケースがあります。

現在はこのような状況ですが、健康診断でわかる中性脂肪、ＨＤＬコレステロール、ＨｂＡ1ｃの数値から、小型ＬＤＬコレステロールが増えているかどうかを推測することができます。また、肝臓系の数値も判断基準になります。

これらの数値が一定の基準を超えたら、一部の病院で行なわれている小型ＬＤＬコレステロールの専門検査を受けるといいでしょう。

15

これが㊢悪玉、小型LDLコレステロールの危険数値

❗こんな基準値なら、動脈硬化のリスクが発見できる!

2021年から、一部の病院で、超悪玉である、小型LDLコレステロールの検査が開始されました。検査の正式名称は、「**ｓｄLDLコレステロール検査**」です。まだ検査を実施している病院が少ないので、検査できる病院は、インターネットで検索するなどして探してください。

現在、国が定めているコレステロールの基準値は、60ページの下の図の通りです。**ですがこのLDLコレステロール値では、動脈硬化の真のリスクは見抜けません。世界的には、ｓｄLDL（小型LDL）が35㎎／dl以上だと、動脈硬化のリスクがあることがわかっています。**現時点の私の理想値を示しておきますので、参考にしてください。

理想のコレステロール検査基準値

採用すべき基準値

項目	基準価	基準価越え	診断名
小型LDL コレステロール	35mg/dl 未満	35mg/dl 以上	動脈硬化の リスクあり
HDL コレステロール	40mg/dl 以上	40mg/dl 未満	低コレステロール 血症
トリグリセライド （中性脂肪）	30～149 mg/dl	150mg/dl 以上	高トリグリセライド 血症

現在の基準値

項目	基準価	基準価越え	診断名
LDL コレステロール	60～119 mg/dl	140mg/dl 以上	高LDL コレステロール血症
		120～139 mg/dl	境界域高LDL コレステロール血症
HDL コレステロール	40mg/dl 以上	40mg/dl 未満	低コレステロール 血症
トリグリセライド （中性脂肪）	30～149 mg/dl	150mg/dl 以上	高トリグリセライド 血症

16

コレステロールを減らすべきか?薬の服用はどうするか?

❶コレステロールを下げる薬、スタチンは副作用に注意

すでに解説したように、コレステロールは、基準値よりオーバーしていたら、ただ減らせばいいというものではありません。体のために必要な栄養素でもあるからです。

健康診断のコレステロールの項目だけを見て、卵、鶏レバー、イカ、うなぎなどの摂取量を減らそうとする人がいますが、それはナンセンスです。**コレステロールの約7割は、自身の体の中で作られるからです。しかもコレステロールを含まない穀類などから!**

コレステロールを減らす判断基準は、LH比(53ページ参照)、中性脂肪値(右

ページ参照）、血糖値、血圧などを総合して考える必要があります。

薬についても同様です。コレステロールを減らす薬として、最も普及しているのが**スタチン**です。

スタチンは、頸動脈球部のプラーク形成に関与するリノール酸を低下させる効果があることが認められています。

しかし、一方で体がだるくなるといった副作用を訴える声も多くあります。

また、総頸動脈ＩＭＴ（内膜中膜総合体厚）を厚くするカルボン酸の一種は低下させないという報告もあります。

つまり、顕著な動脈硬化が検査でわかった場合以外には、服用しないほうがいいのです。

主治医と相談して、服用の判断をするといいでしょう。

第3章

「食べ方」を変えれば内臓脂肪は3日で落とせる！

――楽しく美味しく、もっと健康に！

17

誰でも簡単にできる「糖質ちょいオフ」が一番おすすめ。きついダイエットは逆効果

ご飯の大盛りを普通盛りにすることが第一歩

第1章では、中性脂肪の正体となぜ増えるかについてお話しました。第3章では、食事と中性脂肪の関係について、驚きの事実を見ていきます。

まず、先にいっておきたいのは、**つらいダイエット、我慢をしなければいけないダイエットは推奨していません。そんなつらい方法なら、ストレスからドカ食いをしてしまい、逆効果**になることが多いからです。それに、極端に糖質を減らせば、体が危機を感じて懸命に糖質を吸収しようとします。

見た目は痩せているのに肝臓に脂肪をためているのは、こういう人が多いのです。**私がおすすめしているのは、美味しく楽しく食べるダイエットです。これならラクラク、スルッと痩せられます。**

ご飯の種類と糖質

お茶碗大盛り
200g／糖質74g

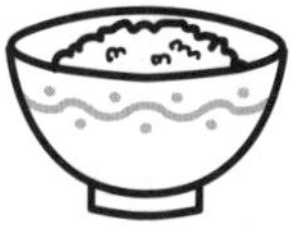

お茶碗少なめ
100g／糖質37g

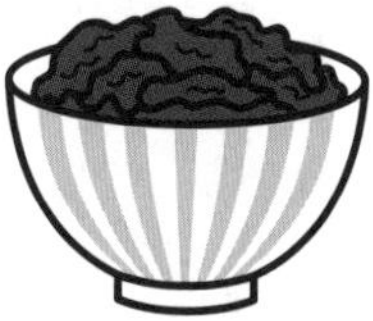

丼もの
280g／糖質103g

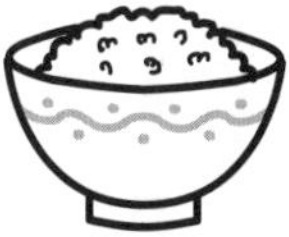

お茶碗一膳
150g／糖質55g

大盛りを食べている人は、普通盛りに。普通盛りを食べている人は少なめにしてみる。少しずつご飯を減らすだけで、大きな差がつく!

これを「糖質ちょいオフ・ダイエット」と呼んでいます。

そんな都合のいいダイエット法があるのか⁉　と疑問に思う人がいるかもしれませんが、私は嘘をつきません。ぜひ、信じてついてきてください。

すでに解説したように、一日の糖質の目標値は男性250g、女性200gです。これは決して達成が難しい数字ではありません。ちょっとした意識改革で自然に成しとげられる目標です。

たとえば、ランチのときに「ご飯の大盛りを無料サービスしてますよ♪」と囁《ささや》かれたら、これまでなら反射的に「お願いします！」と頼んでいたのを、一呼吸おいて「いや、普通で大丈夫です」と返せれば一歩前進です。

実際に、大盛りと普通盛りでは、糖質の量が約20gも違います。さらにいえば、丼ものは普通盛りの、約2倍の糖質があるのです。

まずはこのあたりからスタートすればいいでしょう。

18

まだ腹が出てなくても始めるが勝ち。40代は代謝のターニングポイント

❗ 女性は45歳をすぎると、2倍の速さで内臓脂肪が増える

糖質ちょいオフ・ダイエットをいつから始めたらいいか、よく聞かれます。

私の答えは……。

今でしょ!

実際にお腹がでっぷりと出てくる肥満が増えるのは50代以降が多くても、40代からすでにその兆候は始まっているからです。

まず、基礎代謝が減ります。基礎代謝とは、内臓を動かしたり、体温を保ったりする、生命活動を維持するために必要な最低限のエネルギーのことです(164ページ参照)。

そして基礎代謝は10代をピークに、低下していきます。

また、40代以降は、日常生活の活動量もかなり減っているはずです。若いころは階段を一段飛ばしや二段飛ばしで跳ねるように駆け上っていたのが、だんだんと億劫になり、キビキビした動きができなくなります。

このような自覚症状があれば、基礎代謝と運動量の低下からダブルでエネルギー消費量が減っており、肝臓に脂肪がたまりはじめていると思ってください。内臓脂肪が増える第一歩を踏み出しているのです。

女性はさらに深刻です。45歳をすぎると、それまでのおよそ2倍もの速さで内臓脂肪が増えていきます。

女性ホルモンが多いうちは骨盤を守るために皮下脂肪を蓄えますが、女性ホルモンが少なくなるに連れて、内臓脂肪が増えていきます。

40代後半は女性にとって、生活習慣病のリスクが急激に増すターニングポイントと知っておいてください。

女性ホルモンの分泌量

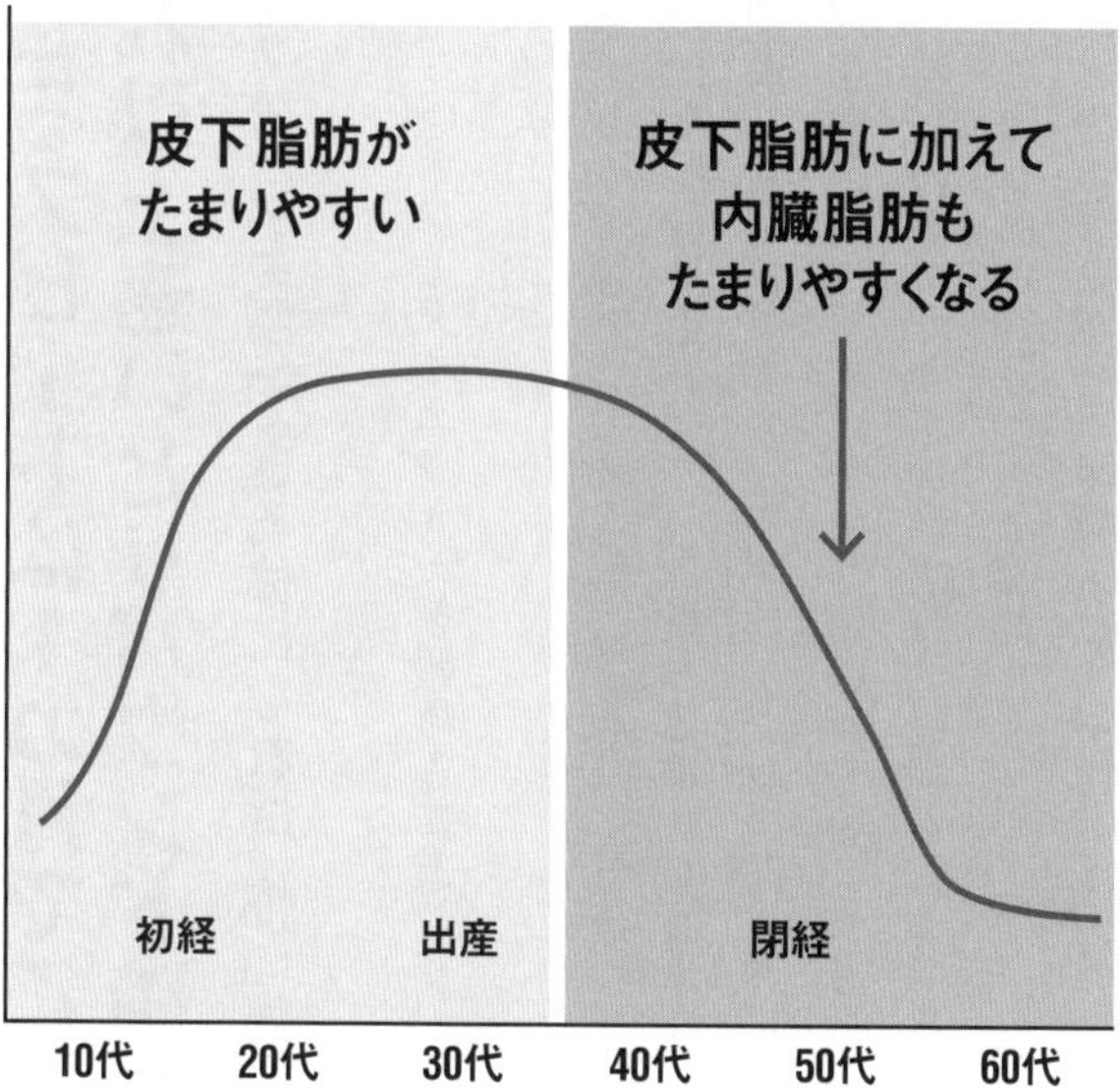

女性ホルモンは、女性の場合は卵巣で作られている。実は、男性も、微量ながら体内で女性ホルモンを作っている。副腎や脂肪組織が、男性ホルモンであるテストステロンをから作り出している。そして、テストステロンのもとは、コレステロールである!

19

痩せるスピードは1カ月でここまで！それ以上速いとリバウンド確実

❗腹7分目で満足できる体になれば、怖い病気なし！

「糖質ちょいオフ・ダイエット」を始めるにあたり、やはり何らかの目標値は決めておきたいものです。

目標値を決める基本となるのは、**BMI**（ボディ・マス・インデックス）という国際的な肥満度指数です。身長と体重から簡単に割り出せる値で、**25を超えると肥満**と判定されます。まずは、これを25以内にすることを目標にしましょう。理想は22前後です。やはりこのくらいが最も病気にかかりにくい。

ただ、現在の値が大きくかけ離れていても、あせることはありません。ゆっくりじっくり少しずつ近づける意識が大切です。

そんな人の体重を減らす目標スピードは、1カ月にマイナス500gです。

あなたのBMIはいくつ?

18.5未満	痩せ
18.5〜25.0未満	標準
25.0〜30.0未満	太り気味
30.0〜35.0未満	肥満(1度)
35.0以上	肥満(2度以上)

BMI計算式

$$\mathrm{BMI} = \frac{\text{体重(kg)}}{\text{身長(m)} \times \text{身長(m)}}$$

BMIとは、肥満度を表す指標として国際的に用いられている体格指数のこと

自分の体重が何kgならばBMI25になるのか?
以下の計算式で出してみよう。

25×身長(m)×身長(m)＝　　　　kg

理想値のBMI22なら、以下の通りだ。

22×身長(m)×身長(m)＝　　　　kg

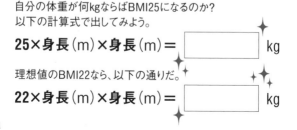

それっぽっちでいいの？　と思うかもしれませんが、はい、十分です。3、4カ月で2kgほど体重が減れば、それだけで十分に違いが実感できます。

逆に1カ月で2kgも3kgも減らすと、ストレスでやけ食いしてリバウンドしたり気力減退したり、悪影響が出てきます。**気長にのんびりと取り組むのが、結局、一番痩せるのです。**

肝心なのは、体重を減らすことよりも、「ちょいオフ」習慣を身につけることです。糖質少なめの食生活に慣れてくると、不思議とご飯もスイーツも少なめで満足できるようになります。

それまで満腹に食べないと物足りなく感じていたのが、腹7分目でやめられるようになれば、もう大丈夫です。

おすすめは、ついでに塩分も「ちょいオフ」することです。

中性脂肪、血糖値、血圧は連同して増えたり減ったりします。塩分を控えめにすれば、中性脂肪も一緒に減っていきます。

20 麺類は週に1回以内が理想。その理由は?

❗ラーメン屋さんの替え玉と、サービスライスは控えよう

「糖質ちょいオフ・ダイエット」の第一歩は、ご飯の量のちょいオフです。丼ものや大盛りを食べている人は「普通盛り」に、普通盛りの人は「少なめ」にするといいでしょう。**定食屋さんに入って、「ご飯、少なめね」と自然に口から出るようになれば、もう大丈夫です。**

次に気をつけたいのが麺類です。

ラーメン、うどん、そば、スパゲッティ、焼きそば、冷やし中華、そうめん、ビーフンなど、日本人にとって麺類はとっても身近な食べ物です。

ところが、醤油ラーメン一人前をスープまで飲み干した場合、摂取する糖質は約63gです。ご飯の普通盛りが55gですから、それよりも多い計算になりま

す。

ましてラーメンにサービスライスをつければ、当然、糖質は約120gに増え、**私が推奨している一日250gの半分近くになります。**

もうひとつ、麺類のいけないところは、よく嚙まずに早食いになりがちなことです。立ち食いそばをゆっくり味わいながら食べている人は、まずいませんね。**早食いは血糖値、中性脂肪の天敵と覚えてください。食べるスピードでも、脂肪のつき方は変わってくるからです。**

ところで、みなさんは週に何回、麺類を食べていますか？

「まいにちニュース」が2019年に行なった調査では、「週に2、3回」と答えた人が33・8%、「週4、5回」が9・2%、「ほとんど毎日」が3・2%いました。レトルトやインスタントの麺類が美味しくて安くて便利、という事情もあるようです。でもできれば、麺類は週1回程度にしましょう。やはりお米は健康面でも優秀なのです。

21 砂糖をまぶしたメロンパンは悪魔の食べ物

! ダブル糖質の菓子パン、惣菜パンには要注意

近年、高級食パンがブームとなり、有名店にはよく行列ができていました。どんなものかというと、ほんのり甘く、きめ細やかでフカフカの柔らかい食感です。みんな大喜びで食べていますが、私の目には、糖質の吸収がよすぎて、中性脂肪増加に直結する代物《しろもの》に見えてなりません。

そもそも、柔らかい食べ物が好まれるのも問題です。硬いものを食べて顎《あご》の筋肉を鍛え、だ液をしっかり出すのが健康にいい食べ方です。その意味で、フランスパンや全粒粉のパンをおすすめしたいと思います。

コンビニの人気商品、菓子パンはどうでしょう?

パンの中にジャムやクリームが入った甘い菓子パンは、もちろんダブル糖質です。空腹のときに手を出したくなる気持ちはわかりますが、血糖値が急上昇すること間違いありません。ずっしりと重い手応えは、糖質の塊です。私は、パンのまわりをベッタリと砂糖で固めたメロンパンを「悪魔の食べ物」と呼んでいます。パンではありませんが、中華まんの「あんまん」も同じコンセプトですね。

甘くはない惣菜パンなら大丈夫でしょうか？　たとえばコッペパンに焼きそばをはさんだ焼きそばパンは、昭和レトロを感じさせる人気の一品です。これは戦後の、食糧事情がよくないころに考案された商品で、当時はなんとかお腹を満たそうという願いが込められていました。でも**パンと焼きそばというダブル糖質は、21世紀には敬遠したほうがいいでしょう。**

なんとなく健康によさそうなポテトサラダ・サンドも、ダブル糖質の代表選手です。サンドイッチなら、ハム＆レタスや卵サンドがいいでしょう。

22 盲点は餃子、焼売、ワンタン、ピザ、ナン……

❗ご飯を控えても、餃子をたくさん食べたら元も子もない

麺やパン以外にも、小麦粉を多く使っている食品があります。

たとえば、**ピザ**。生地の部分は小麦粉で作りますから、結局は麺類を食べているのと同じ影響があります。美味しい冷凍食品も数多くあるので、利用している人も多いでしょう。食べすぎには注意をしてください。

近年、定番となりヘルシーなイメージが強い野菜や肉を巻いた**ラップサンド**も、糖質が少ないわけではありません。せめてサンドイッチを選ぶときと同様に、ラップ生地に色がついた食物繊維が多いものを選びましょう。

食材をパンで巻いて食べる文化は世界中にあります。メキシコの**タコス**や**トルティーヤ**、アラブの**ケバブ**は、日本でも人気です。これらも当然、糖質が多

い食べ物です。あまり神経質になる必要はありませんが、自分が糖質をとっていることは認識しておいたほうがいいでしょう。

主食以外ではどうでしょうか。餃子や焼売の皮は小麦粉ですね。**せっかくご飯を控えても、ラーメンに餃子をパクパクたくさん食べたのでは、「糖質ちょいオフ・ダイエット」になりません。**

中華料理にはとろみがついた料理が多いですね。とろみの正体は、もちろん小麦粉や片栗粉。要注意です。そう考えるとマカロニグラタンやカレーもダブル糖質ですね。

最後は洋菓子、和菓子です。ケーキを作っている厨房に入ると、こんなに山盛りの小麦粉と砂糖を使うのか！　とびっくりするものです。あれを見たら控えようと思うほどの量です。あえて体に悪いものを食べることを「背徳グルメ」というようですが、**背徳もほどほどにしたほうがいいでしょう。**

23 やっぱりすごいぞ緑茶! 食前食後にお茶を飲もう

❗コーラもオレンジジュースも糖質の量は、さほど変わらない

コカ・コーラ・ジャパンは、コカ・コーラに含まれる糖質+食物繊維（炭水化物）の量を100mlあたり11・3gと公表しています。したがって、500mlのボトルを飲んだ場合の糖質は56・5g。だいたい、ご飯1膳分と同じです。せっかく大盛りライスを普通盛りにしても、コーラを追加して飲んでしまっては元も子もありません。

では、オレンジジュースならいいか、というと、そうはいきません。**一般的なオレンジジュース100mlに含まれる糖質は10・7gで、コーラとさほど変わらないのです。**清涼飲料水は、どれも同じようなものと考えてください。

食前酒は、食欲を増進させるのでNG。

やはり食事のおともにおすすめなのが、緑茶です。

緑茶にはカテキンという良質のポリフェノールが含まれています。カテキンは食後血糖値の上昇を抑え、中性脂肪の合成を防ぐ働きがありますから、食事と一緒にとるには絶好のパートナーといえます。もちろん、糖質はゼロです。**しかも、脂肪の燃焼を促進したり、コレステロールを抑制したり、高血圧の改善も期待できるというのですから、これ以上のおすすめはありません。**

美味しい玉露を急須で入れて飲めば満足度は上がりますが、手軽なペットボトルでも効果は十分あります。

緑茶が苦手だという人は、他のお茶かミネラルウォーターがいいでしょう。お茶は紅茶、ジャスミンティー、黒豆茶、ルイボスティー、ウーロン茶……などいろいろありますが、どれも「無糖」ならOKです。

24 フルーツで血糖値急上昇! 食べるなら朝がおすすめ

❗ 最近のフルーツは甘すぎると思わない?

ご飯、麺類、清涼飲料水と、要注意食品を挙げてきました。次に登場する要注意食品は、健康的な食品だと誤解されがちなフルーツです。

みなさん、**最近のフルーツは、昔よりもかなり甘くなった**と思いませんか?

昔は酸っぱいみかんや渋い柿に当たると、「ハズレだ!」と思ったものですが、最近のフルーツは何を食べても「甘い!」と感じます。

テレビのグルメ番組でも、レポーターが「すっごく甘いですね! 美味しい〜!」と大きな声で叫んでいます。

聞くところによると、甘い品種しか売れないので、生産者が品種改良や特別な栽培技術でフルーツを甘くしているのだそうです。農家の人たちの努力の賜物というわけです。

しかし、これが問題なのです。

フルーツに含まれる糖質は、その名も「果糖」です。これはブドウ糖と同じ単糖類に含まれ、食べれば瞬く間に体内に吸収されます。そして、血糖値の急上昇と中性脂肪の合成に直結してしまいます。

肥満気味な人、生活習慣病に気をつけている人は、控えるほうがいいでしょう。

ただ、フルーツにはミネラルやビタミンなど、体にいい成分多くが含まれていることも事実です。季節の新鮮な味覚を楽しむことも心には大切です。

だから健康的にその恩恵にあずかるためには、フルーツは朝に食べることです。

一日の活動を始める朝に食べれば、エネルギー補給として有効です。美味しいフルーツを食べて、いいスタートダッシュを決めてください。

25

脂肪を燃やす筋肉がほしい！ならばこれを食べよう！

年配の人こそ、たっぷり肉を食べたほうがいい

ここまで、あまり食べないほうがいいものばかり紹介してきましたが、もちろん、なるべく食べたほうがいいものもたくさんあります。

その代表がたんぱく質です。

たんぱく質は、人間の体を作る基本中の基本の栄養素です。骨にもたんぱく質が必要です。カルシウムさえしっかりとっていれば骨は丈夫になると誤解している人が多いのですが、違います。実際の骨の構造は、たんぱく質の柱のまわりにカルシウムがついています。だから骨粗鬆症を防ぐには、大元の柱となるたんぱく質が欠かせないのです。

髪や皮膚、爪などもたんぱく質でできています。丈夫でハリ・ツヤのある美しい髪や皮膚を手に入れたければ、十分なたんぱく質が必要です。

そして、筋肉もたんぱく質の塊です。筋肉は動くときに脂肪を燃焼してエネルギーを得ています。大きな筋肉が元気よく躍動すれば、脂肪がたくさん燃焼し、結果的に中性脂肪がグングン減っていきます。

たんぱく質を食べて筋肉を増やし、しっかりと運動をする。これが中性脂肪を減らす一番の方法です。

逆に筋肉が少ない人は脂肪が燃えにくいため、中性脂肪がたまりやすくなります。痩せて筋肉が少ない人に脂肪肝が多いことは何度か説明しました。

平均寿命が伸びて、お年寄りにフレイルという症状が多くなりました。筋肉が衰えてしまい、自分の力で立ち上がったり歩いたりできなくなる病気です。

フレイルの主な原因も栄養不足と運動不足です。かつては、年をとったら肉を食べなくてもいい、などといわれましたが、実はまったく逆なのです。

26

鶏ムネ肉でスッキリ疲労回復。羊肉で免疫力アップ！ 豚肉は？

❗ 鶏、豚、牛、羊、どの肉にも素晴らしい栄養や効果がある

次にたんぱく質をたくさんとる方法を考えてみましょう。

たんぱく質といえば、やはり肉です。家庭で食べられる肉では、鶏肉、豚肉、牛肉、羊肉などが一般的でしょう。では、どの肉を食べたらいいのでしょうか。**近年、鶏のムネ肉に含まれるアミロイドペプチドという成分が話題になりました。**脳神経によい影響を与え、疲労回復にも効果があるといいます。鶏のムネ肉は脂肪が少なく健康にいいという知識もかなり広まり、サラダの素材としても人気があります。

豚肉に多く含まれるビタミンB_2は、脂質の代謝を促進することが知られて

います。たんぱく質を摂取できるうえに脂肪を減らせるのですから、まさに適役です。レバーには特にビタミンB$_2$が多く含まれています。

羊肉には特殊な栄養素が含まれています。免疫力をアップさせるリシン、アレルギーを和らげるメチオニン、食欲を抑えるフェニルアラニンなどです。たまにはジンギスカン・パーティーもいいでしょう。

牛肉といえば良質のたんぱく質です。きれいな脂の刺した高級肉も美味しいですが、赤身のステーキも捨てがたい味わいがあります。

要するに、どの肉も素晴らしい栄養素を含んでいるということです。100g当たりに含まれるたんぱく質の量も大きな変わりはありません。**感謝していただきましょう。**

27 青魚のチャンピオン! サバ缶メニューを定番にしよう

❗お寿司のご飯は意外と多い。刺身を中心に食べよう

肉と並ぶたんぱく質の多い食べ物といえば魚です。

日本は海に囲まれた島国ゆえに、昔から魚に親しんできました。刺身、寿司、煮魚、焼き魚、天ぷら、フライなどポピュラーな調理法以外に、各地に伝統的な食べ方がたくさんあります。

魚をたくさん食べて、良質のたんぱく質をとってください。

魚の中でもイワシ、アジ、サバなどの青魚はＤＨＡ、ＥＰＡという血液をサラサラにする効果がある特別な脂質を豊富に含んでいます。魚を焼くとブツブツと吹き出してくる、あの脂です。

本当は魚そのものを食べて成分をとってほしいところですが、調理が面倒、

という人はサプリメントでもいいでしょう。ＤＨＡ、ＥＰＡはサプリの中でも特に人気です。

近年、サバ缶が注目を集めました。美味しく味付けもされ、調理済みですので、そのまま皿に盛るだけで食べることができます。もちろん、白菜などの野菜と煮れば、さらに美味しい。生の大根や、キュウリの千切り、カイワレなどと和《あ》えてもうまい！

手軽なメニューがネットにたくさん紹介されていますので、サバ缶を常備していろいろと試してみるといいでしょう。

お寿司は日本が誇る食文化の代表ですが、食べすぎには注意が必要です。寿司の握りに使うご飯の量は、意外と多いからです。特に海鮮丼や巻物のご飯は、多すぎます。しかも、砂糖や塩を加えてありますので、寿司だけではヘルシーとはいえません。

まずはお刺身や小鉢、汁物などの料理を食べて、お寿司は最後に軽くつまむ程度がおすすめです。

28

卵と豆腐の新常識!牛乳は脂肪分に注意

❗卵でコレステロールが上がることは、絶対にない!

肉、魚のほかにも、良質なたんぱく質がとれる食材があります。

まずは、**卵**です。卵1個には6~10gのたんぱく質が含まれています。目玉焼き、オムレツ、スクランブルエッグ、ベーコンエッグ、ゆで卵など、調理も簡単です。**一日1個といわず、3個でも4個でも食べてほしい食材です。**

この話をすると、「卵はコレステロールが……」と顔を顰《しか》める人が必ずいます。しかし、それは旧ソ連の医者が、ウサギに卵を食べさせた実験データが流布されたことによる**誤った認識**です。草食動物のウサギに卵を食べさせること自体がナンセンスなのです。

現代の信頼がおける実験が、**卵を毎日3個食べてもコレステロール値に変化**

がなかったことをはっきりと示しています。しかも、卵白に含まれるアミノ酸シスチン、卵黄に含まれるリン脂質レシチンには**悪玉コレステロールを撃退する**効果があります。

次に挙げたいのが**大豆**です。**特に豆腐はたんぱく質が豊富なうえに手軽に食べやすい**。そのまま冷奴にしても美味しいですし、味噌汁の具にもなります。

地味にすごいのは、**高野豆腐**です。地域によって、凍《し》み豆腐、凍り豆腐などとも呼ばれます。豆腐を乾燥させたものなので、半年ほど保存が効きますし、タンパク質もギュッと凝縮されています。また、**中性脂肪の上昇を抑え、脂肪の代謝をよくする効果があるレジスタントプロテインがたっぷりと含まれている**ことがわかってきました。サバ缶、卵と同様に高野豆腐も常備するといいでしょう。

牛乳にはたんぱく質のほかに、丈夫な骨を作るカルシウムも豊富に含まれています。ただし脂肪分が多いので**無脂肪乳か低脂肪乳**を選びましょう。

卵は栄養の宝庫

コラーゲン	肌の潤いを保つ
カルシウム	骨を丈夫にする
タンパク質	筋肉や血液を作る。 アルブミンを上昇させる
メチオニン	肝臓のアルコール分解を助ける
カロチン	発がん性物質を抑える
レジチン	悪玉コレステロールを抑える
リゾチウム	免疫力をアップさせる
コリン	認知症予防に役立つ

そのほかにもいい栄養素がいっぱい!

脂質　ビタミンA　ビタミンB群　ビタミンD
ビタミンE　葉酸　マグネシウム
リン　鉄　亜鉛

29

十分なたんぱく質をとるには、どれだけ食べればいい？

必要なたんぱく質は体重を目安に。体重60kgなら60g

肉、魚、卵などでたんぱく質をとることを推奨してきました。では、いったい一日にどれくらいのたんぱく質が必要なのでしょうか。

答えはとても覚えやすい数字です。自分の体重と同じと覚えてください。単位をkgからgに変えるだけです。**体重60kgの人なら60g、70kgの人なら70gです。**

しかし、たんぱく質が60gといってもわかりづらいですね。以下の数値を目安にするといいでしょう。

食材に含まれるたんぱく質量

・肉100g（どの種類もほぼ同じ）……20g
・魚100g（一切れ）……20g

体重60kgの人に必要なたんぱく質

体重60kgの
単位を変えるだけ!

=60g

各食材に含まれるたんぱく質の量

肉100g…20g

卵1個…10g

肉100g…20g

豆腐一丁…20g

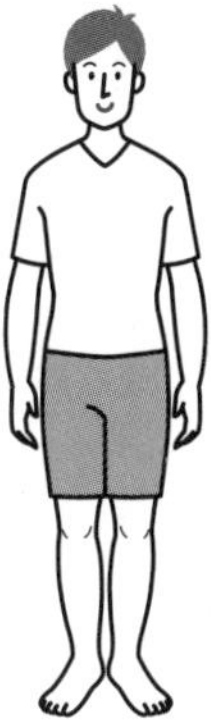

60gのタンパク質をとるには、こんな組み合わせがある

① 肉300g(60g)

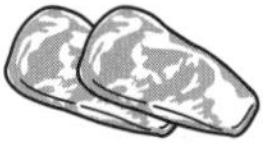

② 肉200g(40g)+卵2個(20g)

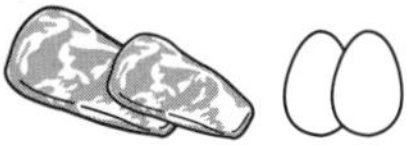

③ 肉150g(30g)+卵2個(20g)+豆腐半丁(10g)

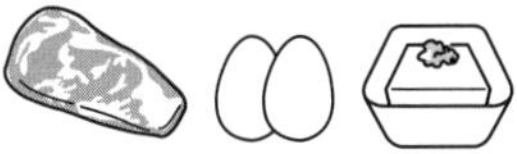

※(　　)内がたんぱく質の量

・卵1個……10ｇ
・豆腐1丁……20ｇ

これを一日に必要なたんぱく質をとるための目安にしてください。

体重60kgの人は肉３００ｇを食べればいいわけです。ただ、若い人ならともかく、中高年になってから毎日、肉３００ｇを食べるのは難しいでしょう。

しかし、いろいろな食材でバランスよく献立を考えれば現実的になります。

たとえば、朝に目玉焼き1個（たんぱく質10ｇ）、昼に焼魚定食（同20ｇ）、夜に焼肉150ｇ（同30ｇ）を食べれば、60ｇのたんぱく質がとれます。

初めは60ｇを意識して、慣れてきたら自然に目標を達成できているといいでしょう。肉が苦手な方は、先にも紹介した高野豆腐や豆類、チーズ、ヨーグルト、味噌などに置き替えましょう。

30 たんぱく質が足りているか、元気指数アルブミン値をチェック!

❗アルブミン値が4・5以下なら、すぐにこれを食べよう

自分では、たんぱく質を十分にとっているつもりでも、実際には足りていない、ということもあります。一日60gといっても、それは目安であって、体の具合は人によって違うからです。

自分は、**たんぱく質が足りているのか?**

それを知る数値があります。健康診断を受ければ、必ず結果が記載される**アルブミンの値**です。

アルブミンとは、血液中に含まれるたんぱく質の一種です。そして食事からとるたんぱく質が足りないと、まずこのアルブミン値が下がっていきます。したがって、たんぱく質が十分かどうかを知る手がかりになるのです。アルブミ

ンは、血中の水分を保持したりアミノ酸などの栄養素を体のすみずみまで運んだりする役割を担っています。

だからアルブミンが足りないと、必要なところに栄養素が届かないし、血中の水分が保持できなくなるので浮腫《むくみ》が生じます。**肌や髪はカサカサの枯れ木のような見た目になってしまうという不具合が起きて元気がなくなります。**加えて、顔色が悪い、動きがテキパキしていない、歩くスピードが遅い、覇気《はき》がない、腹水、胸水などが生じることがあります。

厚生労働省が公表している基準値は3・8～5・3g／dlですが、私は4・5g／dl以上を推奨しています。

もし、アルブミン値が低ければ、肉や卵など、たんぱく質の摂取量を意識的に増やしてみてください。数日で元気が回復してくるはずです。

アルブミン値は肝臓の元気指数でもある!

アルブミン値(g/dl)	症状
～3.6	体の機能が衰弱する
～4.1	新型栄養失調
～4.4	筋肉が増え始める
～4.5	私が推奨する最低の目標値
～4.6	肌がツヤやかになる
～4.7	髪にハリが出て元気になる
～4.8	爪が強くきれいになる
～5.0	表情がいきいきとなる
5.0～	理想。気力充実ハツラツする

ハツラツした毎日を目指すなら

5.0以上を目指そう!

31

食物繊維は薬以上に腸内環境を整え、血糖値にも効く！

！ご飯より先に野菜サラダを大盛り食べるだけで、驚きの効果

食物繊維が体にいいという話はよく聞いても、どんな働きがあるか知らない、という人も多いでしょう。なぜ食物繊維が注目されるのでしょうか。

食物繊維はヒトの消化液では分解・吸収されないため、小腸の中に入ると長く居座って他の栄養素の吸収スピードをゆるやかにします。それだけ聞くと栄養の吸収を阻害する邪魔なヤツであるかのようですが、実は反対です。

食物繊維がなければ、ブドウ糖にまで分解された糖質が、ハイスピードでどんどん体の中に吸収されていきます。すると血糖値が急上昇して血管を傷めるうえに、中性脂肪も盛んに合成されてしまうのです。

逆に、食物繊維が先に腸の中にあれば、同じ量の糖質を食べても吸収スピー

食物繊維が多い食物

穀類

• そば　• ライ麦パン

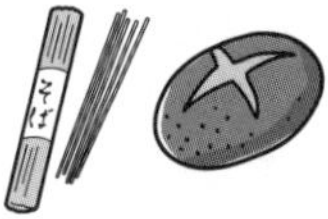

いも類

• こんにゃく　• さつまいも

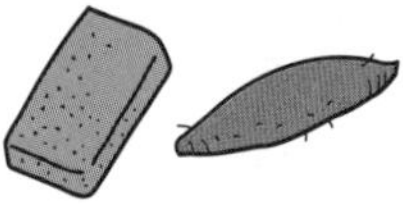

海藻

• こんぶ　• わかめ

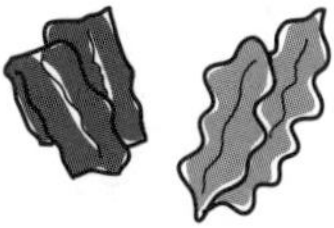

果物

• りんご　• バナナ

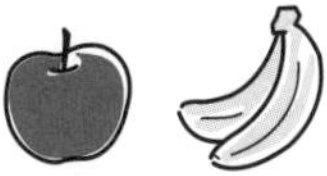

野菜

• かぼちゃ　• ごぼう
• たけのこ　• ブロッコリー

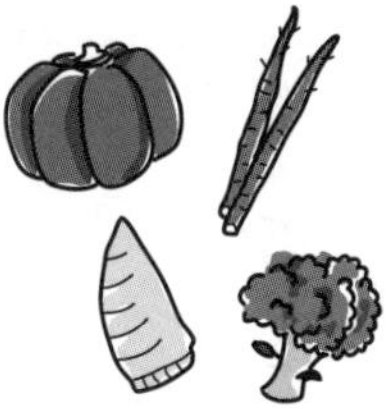

きのこ類

• しめじ　• しいたけ

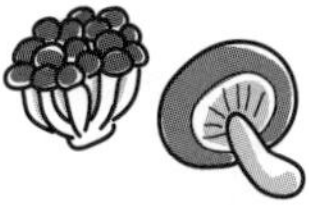

豆類

• あずき　• いんげん豆

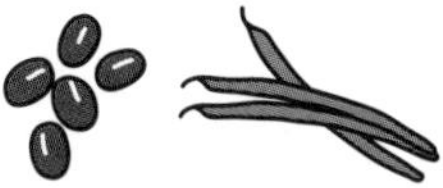

ドが遅くなります。その結果、血糖値の上昇は緩やかになり、中性脂肪も増えにくくなるのです。

ここで、**「食べる順序」**が重要であることがわかります。

食物繊維を食べるなら、糖質より先がいいわけです。お腹がペコペコだからといって、真っ先に白いご飯に箸をつける食べ方はよくありません。

まずは野菜サラダや海藻など、前ページのイラストにあるような食物繊維が多いものから食べることが重要です。

食物繊維のそのほかの健康効果として、コレステロールを吸着し体外に排出して、血液中のコレステロールの濃度を下げる働きが明らかになっています。

さらには腸内細菌を増やす効果があります。どういうことかというと、食物繊維は、ヒトの消化液では分解できませんが、代わりに腸内細菌がこれを発酵・分解してくれます。そしてこれがビフィズス菌などの善玉腸内細菌のエサになります。善玉菌が増えれば腸内環境が整い、便秘や大腸がんを予防できます。

32

植物のすごいパワー、ポリフェノールで脂質異常症にさよなら!

! 赤ワインのポリフェノールが血管病予防に効果あり

ポリフェノールとは、植物が持つ**苦味**や**色素**の成分です。多くの植物が持ち、自然界に5000種類以上あるといわれます。植物は自由に動き回れないため、虫や紫外線などから自分の身を守るために作り出した成分と考えられています。

ある種のポリフェノールは抗酸化作用が強く、活性酸素などの有害物質を無害にする力があります。それらを食材として食べれば、その抗酸化パワーを人間の健康に利用することができます。

そう、ポリフェノールをうまく使えば、動脈硬化や脂質異常症などを防げるのです。

ポリフェノールといえば、まず思い浮かぶのが赤ワインではないでしょうか。赤ワインの赤紫色の色素こそが、抗酸化作用が強力なポリフエノールです。白ワインにも少しは含まれていますが、製法上、ブドウの皮を一緒に発酵させる赤ワインに多く入っています。

赤ワインのポリフェノールについては、興味深い話があります。

通常、肉類や油脂類を多く摂取すると、脳梗塞などの血管病に罹る率は高まります。しかし、フランスだけは例外でした。美食の国だけあって、他国より多く牛肉やオイルを摂取しているのに、そうした患者数が少なかったのです。

この現象は、フレンチパラドックスと呼ばれ、長年、なぜそうなるのか謎とされてきました。ところが、ある研究によって、赤ワインのポリフェノールのおかげであることがわかり、世界中にポリフェノールの抗酸化効果を知らしめることになりました。

赤、オレンジ、黄色、緑、紫、黒、茶、白。いろいろな色の野菜を食べるようにすれば、簡単にさまざまなポリフェノール効果の恩恵にあずかれます！

33 インド人に認知症が少ないのは、カレーを食べるから!?

❗ タマネギ、カレー、大豆、コーヒーにもポリフェノールが!

健康にいいポリフェノールを含む野菜やスパイスはたくさんあります。**タマネギやかんきつ類に含まれるルチンは、毛細血管を強くする働きがあります。**糖質や中性脂肪で傷んだ血管のトラブルや脳梗塞の予防にも効果が期待できます。

カレーの主成分である**ターメリック（ウコン）は、黄色い色素にクルクミン**というポリフェノールを豊富に含みます。抗酸化作用があり、肝臓にいいことでも知られています。また、インド人には認知症が少ないというデータがあり、これもクルクミンの効能ではないかと考えられています。

たんぱく質の項目でとり上げた**大豆は**、**イソフラボン**というポリフェノールを含んでいます。**イソフラボンは女性ホルモンと似た働きをすることがわかっており、内臓脂肪の蓄積を防ぎます**。たんぱく質が補給できるうえに中性脂肪を減らしてくれ、さらに女性にとっては更年期障害の症状をやわらげてくれるのですから、スーパー食材といってもいいでしょう。

ちょっと意外なところでは、**コーヒー豆に含まれるコーヒーポリフェノール（クロロゲン酸）**があります。脂肪の消費量を上げる効果がありますから、内臓脂肪撃退にはうってつけ。食後にブラックコーヒーを渋く飲むといいでしょう。

さらに意外なところでは、**醤油**。あの黒さの中に、赤ワインと同じくらいたっぷりとポリフェノールが含まれています。しかし、ワインも醤油もそんなに多くはとれませんね。そして、**ポリフェノールの効果の持続時間は、数時間で**す。朝昼晩と、いろいろな色の食材を活用しましょう。

良質なポリフェノールを含む食品

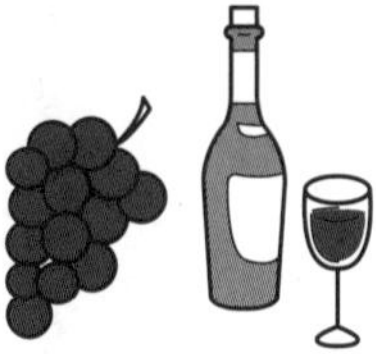

赤ワイン
（アントシアニンなど）

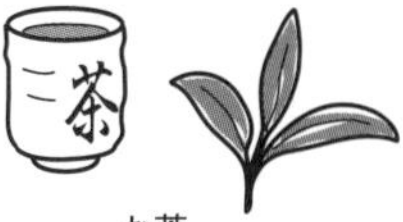

お茶
（カテキンなど）

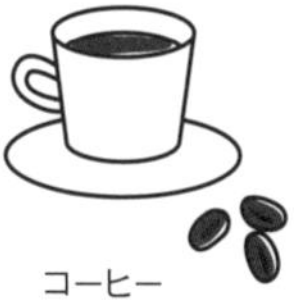

コーヒー
（クロロゲン酸など）

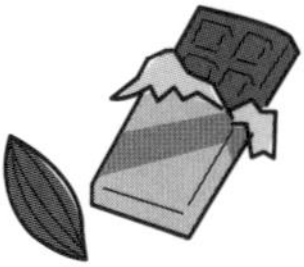

チョコレート
（カカオポリフェノールなど）

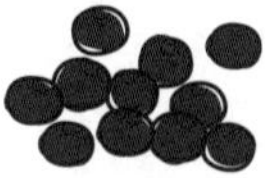

ブルーベリー
（アントシアニンなど）

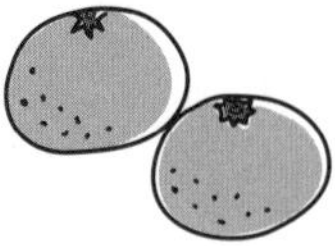

みかん
（ヘスペリジンなど）

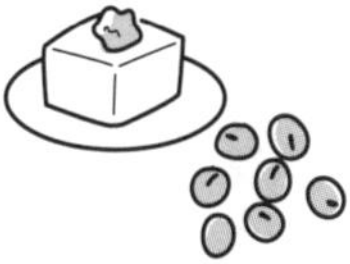

大豆製品
（大豆イソフラボンなど）

34

高カカオチョコを食前にひと口パクリ。これが生活習慣病の予防に！

❗世界の研究機関が認めた素晴らしい効果

ポリフェノールの中で、近年、特に注目されているのが、**カカオ・ポリフェノール**です。

カカオ・ポリフェノールは、その名のとおり、チョコレートの原料になるカカオに含まれています。

え？　あの甘くて美味しいチョコレートが健康にいいの？　と不思議に思う人がいるかもしれませんが、多くの権威ある研究機関がしっかりとした報告を出しています。カカオ・ポリフェノールの実力は折り紙つきなのです。

まず、カカオ・ポリフェノールには血圧を下げる作用があります。これは血管を広げる効果があるためです。血圧が下がれば、脳梗塞などのリスクが軽減します。また、血管の負担が減るために中性脂肪の蓄積も減ることになります。

次に動脈硬化予防効果が期待できます。これは、カカオ・ポリフェノールに悪玉コレステロールを抑える働きがあるからです。動脈硬化はすべての生活習慣病につながる元凶です。チョコレートで動脈硬化のリスクを減らせれば、いうことありません。

カカオ・ポリフェノールの効果を得るには、いくつかのコツがあります。**最も重要なのは、カカオ分70%以上の高カカオチョコレートを選ぶことです。**それ以下のチョコレートやホワイトチョコレートは製法がまったく違い、糖分も多いので、逆効果になってしまいます。

また、効果は数時間とあまり長続きしないので、チョコチョコ食べることをおすすめしています。少量の糖分がドカ食いを防いでくれますので、**3度の食事の前に食べてもいいでしょう。**

35

野菜を食べないイヌイットの血液がなぜサラサラなのか？

❗いい油は元気の源。オリーブオイルは腸内環境をよくする

中性脂肪を減らしたいのだから、油は食べないほうがいい――そう考えてしまう気持ちはわかりますが、食べた油がそのままお腹につくわけではありません。もっと科学的に考えましょう。

青魚が持つ血液をサラサラにする脂質、**DHAとEPA**は、サプリメントでも大人気の健康にいい成分です。

DHAとEPAは、油の主成分である脂肪酸のうち、オメガ3系脂肪酸に分類されます。オメガ3系脂肪酸が注目されたのは、北極圏で暮らすイヌイットたちの食生活の研究からでした。彼らは野菜をほとんどとらないにもかかわらず脳梗塞や心臓病に罹る人が少ないのは、なぜか？　その答えがアザラシの肉

脂肪酸は2つに大別できる

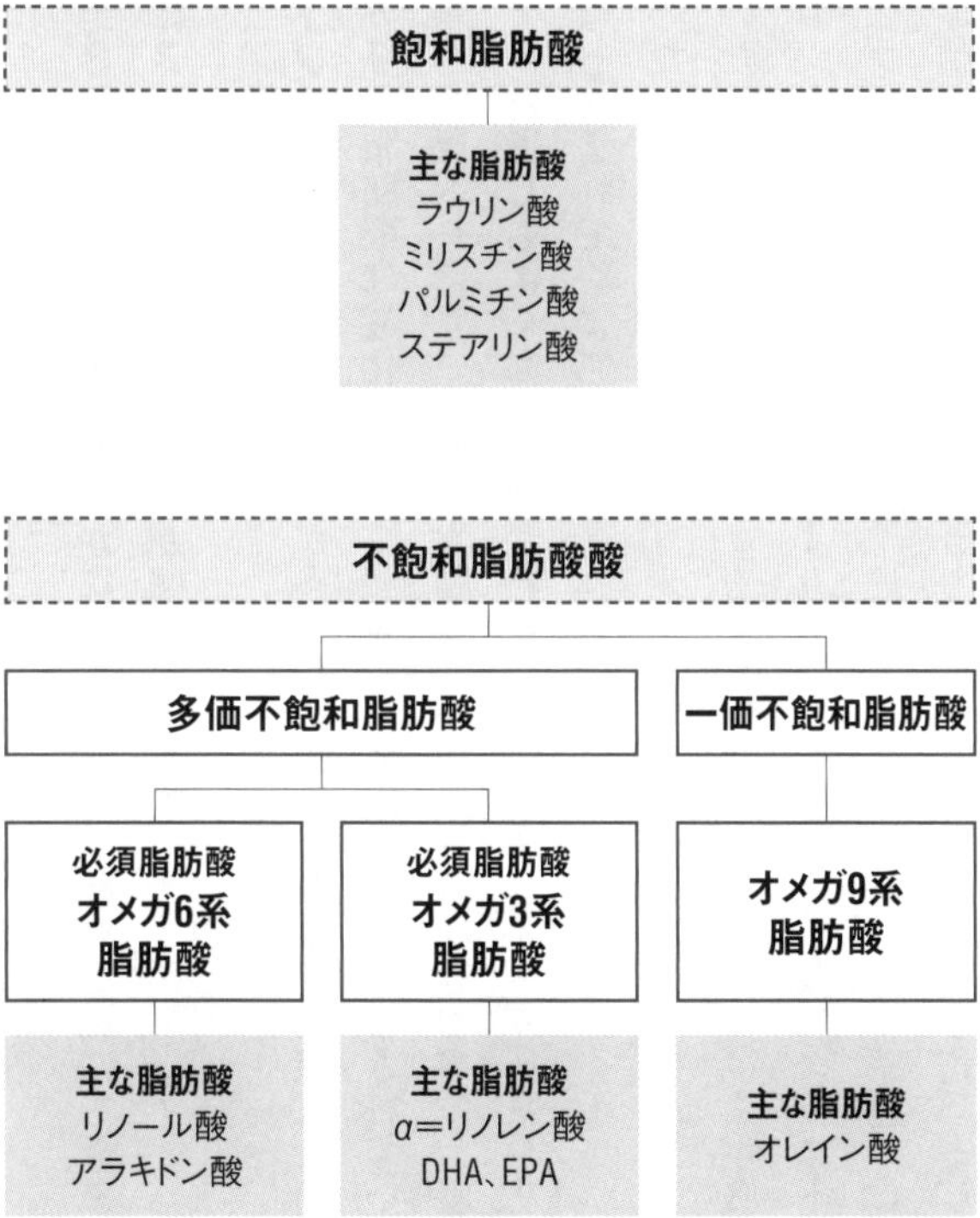
飽和脂肪酸
主な脂肪酸
ラウリン酸
ミリスチン酸
パルミチン酸
ステアリン酸
不飽和脂肪酸酸
多価不飽和脂肪酸
一価不飽和脂肪酸
必須脂肪酸
オメガ6系
脂肪酸
必須脂肪酸
オメガ3系
脂肪酸
オメガ9系
脂肪酸
主な脂肪酸
リノール酸
アラキドン酸
主な脂肪酸
α=リノレン酸
DHA、EPA
主な脂肪酸
オレイン酸

オリーブオイルの55〜
83%はオレイン酸

に含まれるオメガ3系脂肪酸だったのです。

オメガ3系脂肪酸は、青魚のほかに、エゴマ油や亜麻仁油にも含まれます。寝る前にスプーン1杯とると効果が期待できます。

オリーブオイルは、オレイン酸が多いためオメガ9系脂肪酸に分類されます。オメガ9系脂肪酸は酸化しにくく、多くの健康効果が報告されています。また、小腸で吸収されにくいので、大腸までいい成分が届きやすく、**腸内環境が改善して、お通じもよくなることがわかっています。**オメガ3系のリノレン酸も7％ほど含まれています。

注意したいのは、市販のオリーブオイルの品質がピンキリであること。

健康のためには、揚げ物に使用するより、サラダなどにかける生食がよく、精製されたピュアオリーブオイルよりも、精製されていないエキストラバージンオリーブオイルがおすすめです。遮光ガラス瓶（濃い緑や茶色）に入った、ある程度値段が高く、成分表示がきちんとされているものを選びましょう。

36 納豆、漬け物、醤油、味噌も中性脂肪を減らす!

! 塩分に気をつけながら、伝統的な日本食を見直そう

世界には、ヨーグルト、チーズ、ピクルス、ワインなど、いろいろな発酵食品がありますが、中でも日本は発酵大国といえるほど、発酵食品が豊富です。

発酵食品とは、微生物の働きによって食材を発酵（分解）させた食品です。**発酵させることで、栄養素が加わったり、栄養が吸収されやすくなることがわかっています。**

近年、特に注目されているのが、腸内環境をよくする効果です。腸内環境は糖質の代謝に関わるうえ、免疫力を大きく左右します。病気に強い体を作るには、腸内環境の整備が必須なので注目されているのです。

日本を代表する発酵食品のひとつが**納豆**です。納豆は、煮た大豆を納豆菌で発酵させた食品で、独特のネバリと香りが特徴です。大豆が持つポリフェノールであるイソフラボンに加え、ビタミンB群、レシチン、大豆サポニンなどの栄養素を豊富に含みます。たんぱく質も鶏モモ肉と同程度含みます。

食物繊維も多いので、ご飯と一緒に食べれば糖質の吸収をゆっくりにする効果も期待できます。ちなみに味付けに使う醤油も発酵調味料です。

漬け物（おしんこ）も立派な発酵食品です。

野菜に付着した乳酸菌が、米ぬかや酒粕などの漬け込み材料をエサにして増殖したものです。植物性の乳酸菌は胃酸の影響を受けにくく、腸に届きやすいといわれています。

そのほかに、**味噌**、**みりん**、**麹**《こうじ》、**日本酒**、**かつお節**、**塩辛**、**かぶら寿司**、**豆腐よう**……など、日本食には発酵食品がたくさんあります。伝統的な日本食を見直すのもいいでしょう。

37

大さじ1杯のお酢で体が変わる! 食後の血糖値が下がり、内臓脂肪も減少

酢の物やピクルスを食べる習慣をつけよう

お酢は日本人にとって馴染みの深い調味料です。このお酢に、生活習慣病を防ぐ働きがあるという興味深い報告があります。

食品メーカーのミツカンは、白いご飯を食べるときに大さじ1杯のお酢を混ぜた水を飲んでもらうという実験をしました。その結果、**お酢をとると「食後血糖値」が下がる**ことがわかったのです。

中性脂肪値が高くなる原因のひとつは、食後の血糖値がいつまでも高いことにあります。だからお酢がそれを防ぐという実験結果は、とても有意義です。

きのこや海藻など食物繊維が多い食品の「酢の物」を食卓に並べましょう。保存が利くピクルスを漬けておくのも一考です。自分で漬ければ砂糖も控えめ

にできますし、あと一品ほしいときにも重宝します。食物繊維とお酢のコラボで、酢水だけよりも食後血糖値はぐんと下がるはずです。

ミツカンは、お酢に含まれる酢酸が「内臓脂肪」を減らすという実験結果も報告しています。ズバリ直球ど真ん中ですね。

大さじ1杯のお酢を毎日、12週間とり続けたところ、内臓脂肪の量が約5％下がったというのです。さらに、抗酸化作用、カルシウムの吸収、高血圧の改善も期待できるとしています。お酢に含まれるクエン酸は、脂肪をエネルギーに変える働きを促し、アミノ酸には脂肪燃焼を助ける働きがあるので、運動する前にとれば、さらにラクをして内臓脂肪を減らせます。運動前に手軽に酢をとるおすすめの方法は、炭酸水割りです。

また、お酢が持つ酸っぱい香りの成分が、だ液の分泌を促進するのもいいこと。**だ液には消化作用と殺菌作用があります。食物をしっかりと消化し、口の中をきれいにする働きが期待できます。**

食事のときにお酢をとると血糖値の上昇幅が抑えられる

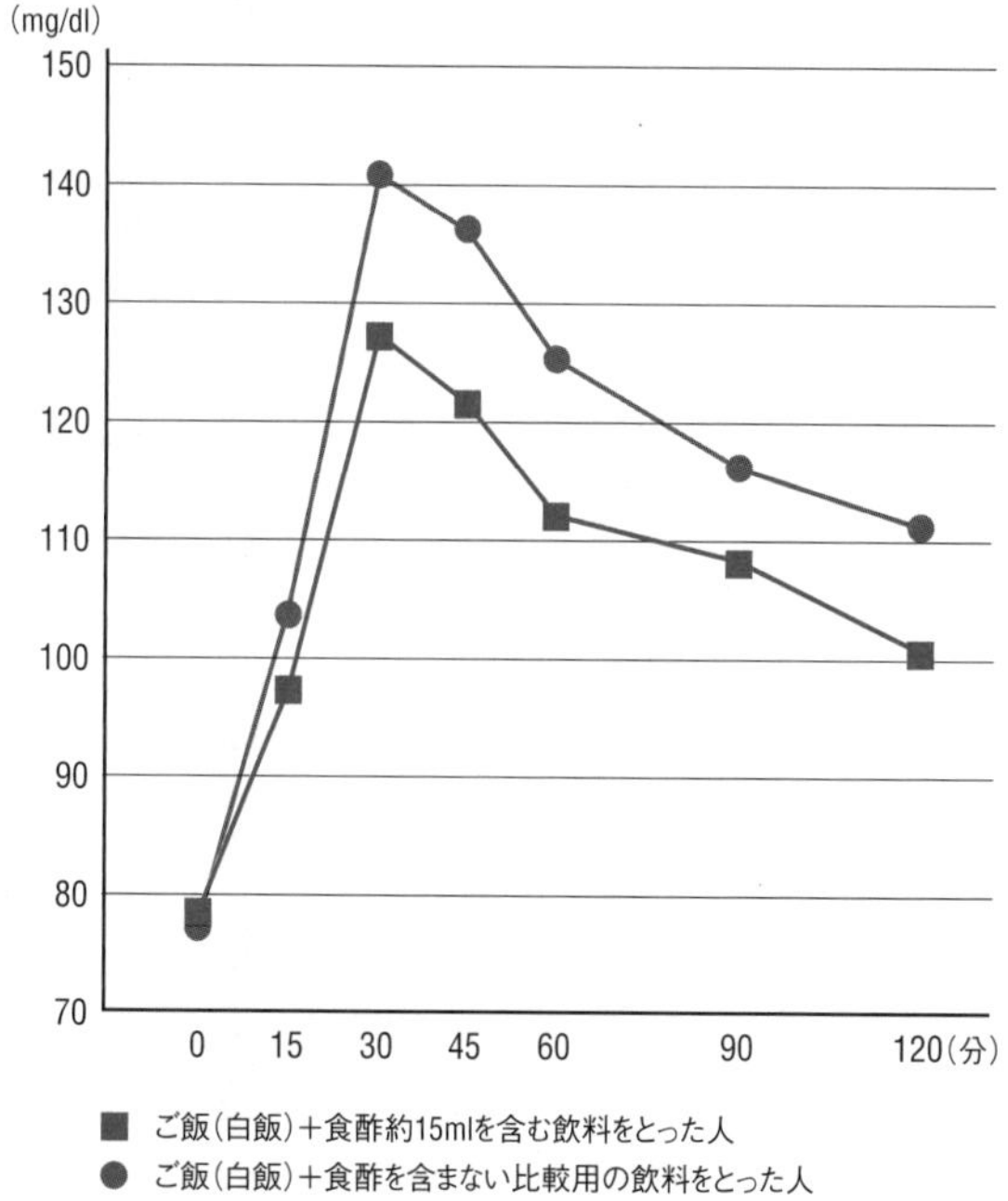

食事のときにお酢を混ぜた飲料を飲んだ人は、明らかに食後血糖値の上昇が抑えられている。
(ミツカン調べ)

38

ビールもチューハイも、飲むほど心血管疾患リスクが上昇

❗オマケして、ビールなら500ml、日本酒なら1合まで!

摂取した糖質を中性脂肪に変えたり、中性脂肪をエネルギーに変えたりする代謝は、肝臓で行なわれます。肝臓の調子が悪くなると、代謝がスムーズにいかなくなってしまいます。

中性脂肪を効率よく減らすために、肝臓の健康を守るとなると、お酒はやっぱりダメなのでしょうか?

かつて、飲酒量と心筋梗塞や脳卒中などの発症リスクの関係において、お酒を少し飲む人は、全く飲まない人よりも心血管疾患のリスクが低いとされていました。

ところが、より精密なアメリカの最近の研究結果では、「非飲酒者に比べ心

血管疾患のリスクが低くなる飲酒量」は皆無であり、**少量でも、飲酒量が増えるにつれて、心血管疾患のリスクは上昇することが判明**したのです。

お酒をたしなむ人には、耳の痛い話ですね。

一見、健康によさそうな生グレープフルーツサワーは最悪です。最も吸収が速いフルーツの果糖をアルコールと一緒に飲むわけですから、肝臓へのダメージ直撃となります。ほかの甘いサワー系飲料もしかり。**アルコール度数が高いストロング系は、肝臓ダメージもストロングです。**

そうはいっても、まったく飲まないとストレスがたまる！　というなら、逆に問題です。どうしても飲みたい人は、安い合成アルコールではなく、**昔ながらの製法で丹念につくられた純米大吟醸酒**など、品質のよいものを、自己責任で一日一合程度をたしなむくらいならいいでしょう。少々、値は張りますが、健康には代えられません。ゆっくり味わおうという気にもなり、その意味でも血糖値にいいでしょう。芋焼酎は、蒸留酒ですから糖質はゼロなのでおすすめです。

39 つまみはポテトサラダ、焼き鳥、どっちがいい？

❗肝臓に負担をかけないつまみを選ぶのが賢い飲み方

アルコールの分解は肝臓に負担がかかるわけですから、せめて、つまみは肝臓にやさしいものを選ぶべきです。つまり糖質の少ないものです。

居酒屋でまず何を注文しますか？

フライドポテト、鶏の唐揚げ、焼き鳥、枝豆、もろきゅう、おしんこ、刺し身、ソーセージ、餃子、などが定番ですね。中には、おにぎりや焼きそばを頼む人もいるかもしれません。今、挙げた定番のつまみの中で肝臓に負担の少ないものは、**焼き鳥**、**枝豆**、**もろきゅう**、**おしんこ**、**刺し身**などでしょう。

そのほかでは、野菜サラダ、たこわさ、酢の物など、なるべく素材そのものに近いメニューが推奨です。おにぎりや焼きそばは最後にしましょう。

おすすめのおつまみ

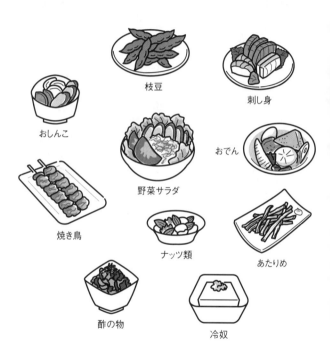

40

ズボラなほうがうまくいく！ゆっくり自然に食習慣の改善を

❗神経質にならないほうがうまくいく

ここまで、中性脂肪を減らす食材について考えてきました。

意外な食品が中性脂肪の原因になったり、内臓脂肪を減らしたりすることを知っていただけたと思います。

かといって好きなものをいっさい食べないよう我慢したり、糖質の多いものを毛嫌いして、出されたものに手をつけなかったり、神経質になりすぎるのはよくありません。「糖質ちょいオフ」がストレスになっては本末転倒です。

あわてなくていいのです。**正しい知識を身につけて、徐々にいい食品を選べるようになっていくのがベストです。**本章の最後、左ページに、私が推奨する食品と避けてほしい食品をまとめておきましょう。

中性脂肪を減らす食品

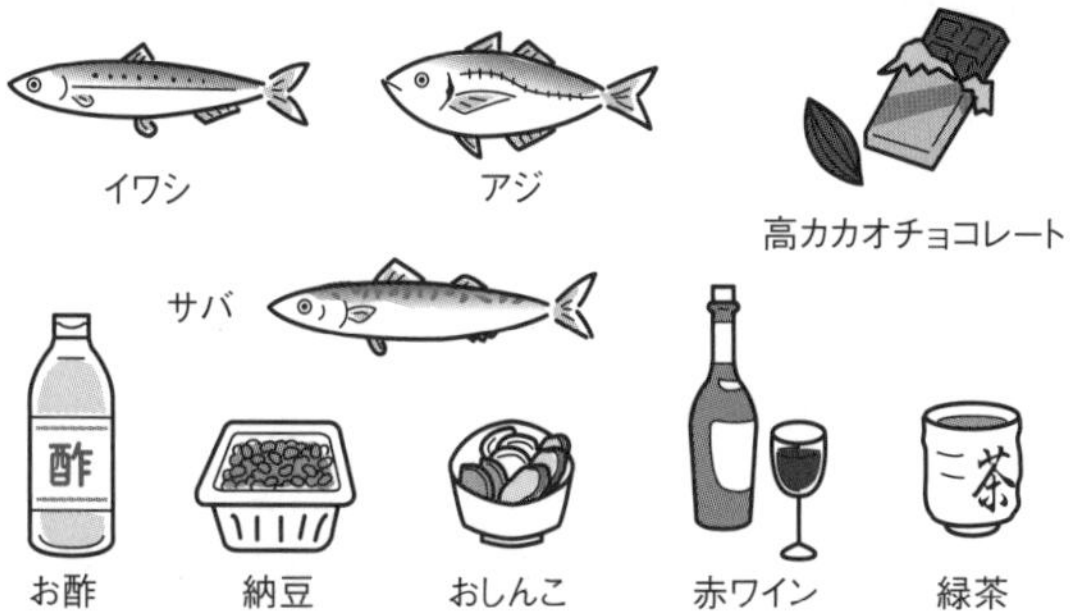

中性脂肪を増やす食品

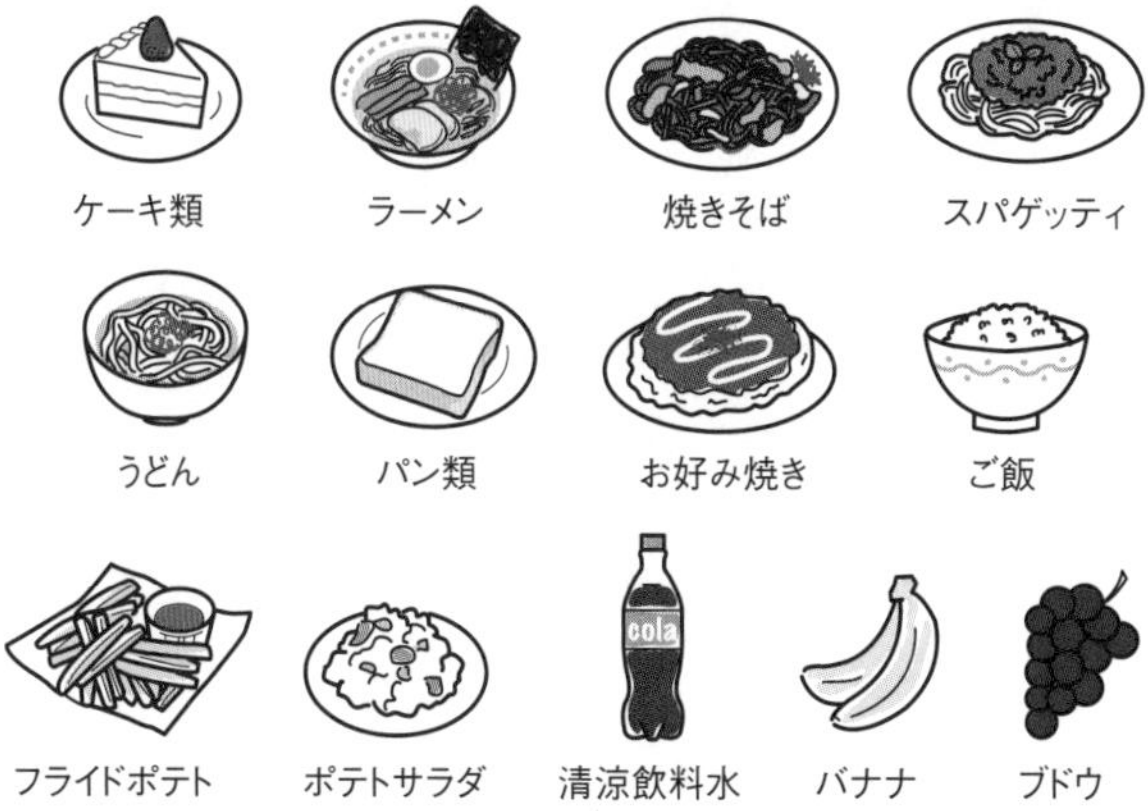
ケーキ類
ラーメン
焼きそば
スパゲッティ
うどん
パン類
お好み焼き
ご飯
cola
フライドポテト
ポテトサラダ
清涼飲料水
バナナ
ブドウ

第4章

これならできる！糖質「一日250g」以下作戦！

――ストレスゼロで賢く健康に！

41

早食いの人は明らかに食後血糖値がヤバい。思う以上に影響は大きい！

！インスリンの効果で速やかに血糖値が下がるのが理想

第4章では、食べ方のコツと生活習慣を見ていきます。

さて、**一番よくない習慣は何かというと、「早食い」です。**そういうと、「なんだ、つまらない、そんな当たり前のこと……」と、軽んじる人が9割です。

しかし、食べるスピードは本当に重要なのです。いくら食物繊維を先にとって、ラーメンやパンなどの粉ものを最後に食べても、ほとんど噛まずに5分や10分で平らげたなら、一気に大量の糖質が吸収されてしまい、せっかくの時間差戦略も効果半減でしょう。

若いころは、お腹が空くとガツガツと食べ物を口に入れたものです。育ち盛りであれば、体が大きくなりますから、栄養を素早く吸収しても問題ありませ

早食いが血糖値を上げる

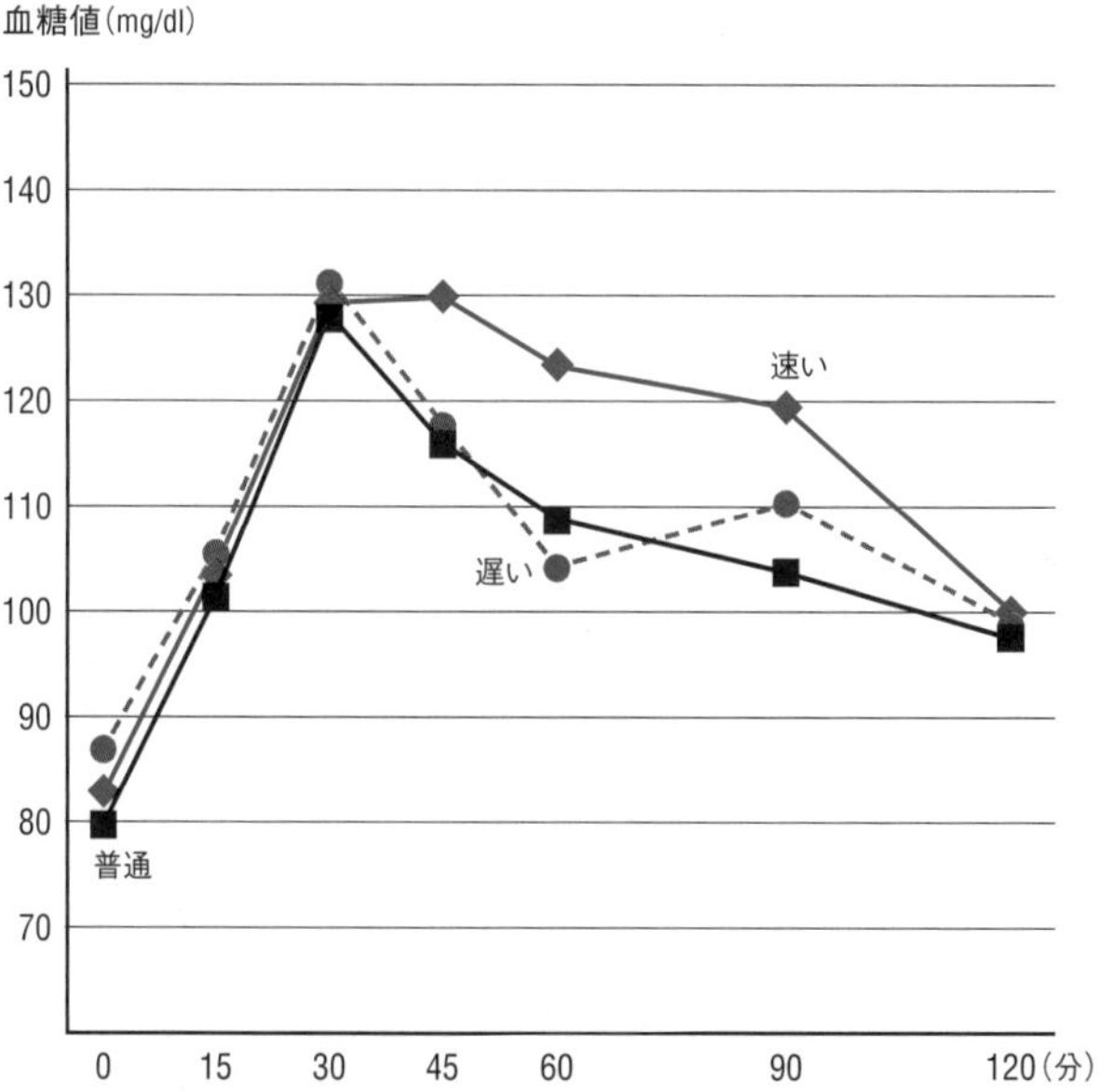

健常人の10名(全員21歳。女性8名、男性2名)を対象に、糖質50gに調整した米飯を検査食にし、摂食速度を、速い(2分)、普通(5分)、遅い(15分)の3段階に設定、摂食開始15分、30分、45分、60分、90分、120分に血糖測定を行った。30分後まではあまり変化がないが、摂食速度が速いと、その後の血糖値が普通や、遅いと比べ、高くなる。

出典：(堀口真紀子ら、日本G1研究会、2008)

ん。活動量も多く、とり入れたエネルギーはすぐに消費されてしまいます。
ところが、中年といわれる年代になれば事情は違います。**若者のようにガツガツとご飯を食べれば、お腹のまわりの内臓脂肪が増えるのがオチなのです。**

早食いの人とゆっくり食べた場合の血糖値の高さを比較した、興味深い実験があります。

ご飯一膳分を2分で早食いする人と、5分かけてゆっくり食べる人の食後血糖値を測定したところ、インスリンが分泌されて糖質が肝臓にとり込まれるまでのスムーズさに明らかな差が出ました。**簡単にいえば、早食いの人は血糖値が高い時間が長かったのです。**

血糖値は、インスリンが効いて、速やかに下がるのが理想です。いつまでも血糖値が高い状態が続くと血管壁が傷ついて動脈硬化の原因になり、中性脂肪がたまりやすい体質になってしまいます。定食が目の前に運ばれてきても、ひと呼吸おいてゆっくりと箸を割るくらいの余裕を持ちたいものです。

42

もう、お行儀よりも健康重視でいこう！

悔れない、脳にフレッシュな血液が送られる噛む力

お腹がペコペコなわけじゃないのに、つい早食いになってしまう人がいます。

若いころからのクセなのかもしれません。

そんな人にアドバイスしたいのは、よく噛むことです。

私は食べ物を口に入れたら、25回噛むことを推奨しています。なかなかできない人は、いったん、箸を置くようにしてください。どんどん食べ物を口に入れるから、早食いになるのです。

よく噛むと、ほかにもいいことがあります。

まず、だ液がよく出ます。だ液は消化を助けて胃腸の負担を減らします。

さらに、だ液は食べ物が持つ味の成分を味蕾《みらい》という舌にある味のセンサーに

運ぶ役割も担っています。美味しく食べるためには、だ液が必要なのです。

また、よく顎を動かすことで、歯のつけ根にある血管が収縮して脳にフレッシュな血液が送られることがわかっています。一口につき25回噛めば、認知症のリスクがグッと下がるはずです。これは、**入れ歯やインプラントなどの対策をとっておらず、歯がほとんどない人は、歯が20本以上残っている人と比べて認知症になるリスクが2倍近くに高まる**ことからもいえます。

早食いの防止策には、ほかに次のようなものがあります。

・水分で食べた物を流し込まない。

・ひとりではなく、誰かと食事をする。

ひとりで食事をすると、早食いになりがちです。誰かをランチに誘って、一緒に食べるようにしましょう。話が弾めば、気分もよくなるはずです。

・ながら食いをする。

子供のころはテレビを観ながら食事をすると怒られましたが、もういいでしょう。新聞やスマホを横目に見ながら、とにかくゆっくりと食べましょう。

43

だから一番最初に何を食べるかが大事!

ご飯から箸をつけると、血糖値が急上昇する

とても大切なのが食べる順序です。

食べ物が胃に入ってくると、胃から強酸の胃液が出てきて、胃は洗濯機のように動きます。そして、吸収しやすいように細かく分解していきます。たとえば、ご飯はブドウ糖という小さな糖質と食物繊維に分解されます。

小さな栄養素になった食べ物は小腸に運ばれます。ここで待ち構えているのが、貪欲な小腸壁のひだです。

無数のひだは、運ばれてきた栄養素から順にどんどん吸収していきます。つまり、最初に小腸に入るものが真っ先に吸収される——ここが重要です。

もし、腹ペコ状態で、最初に粉物のパンやうどん、あるいは甘いフルーツを

食べたら、大量のブドウ糖や果糖が最初に吸収されることになります。これが食後血糖値急上昇の原因となります。

では、どんな順序で食べればいいのでしょうか。

それは簡単です。吸収したいものから食べればいいのです。

痩せていて筋肉量の少ない人や骨を丈夫にしたい人は、たんぱく質から箸をつけてください。**肉、魚、卵、豆腐などがいいでしょう。味噌汁もいいですよ。**朝食なら、牛乳、ヨーグルトなどがおすすめです。

内臓脂肪を落として血管を若がえらせたいという人は、食物繊維を先に食べて、糖質の吸収スピードをゆるやかにしましょう。野菜サラダや海藻、きのこの前菜などは理想的です。

要するに、おかずから食べるのがいいのです。そして、ご飯はおしんこと一緒に、最後にゆっくりと食べましょう。

サラダを先に食べたら血糖値とインスリン値はどうなる？

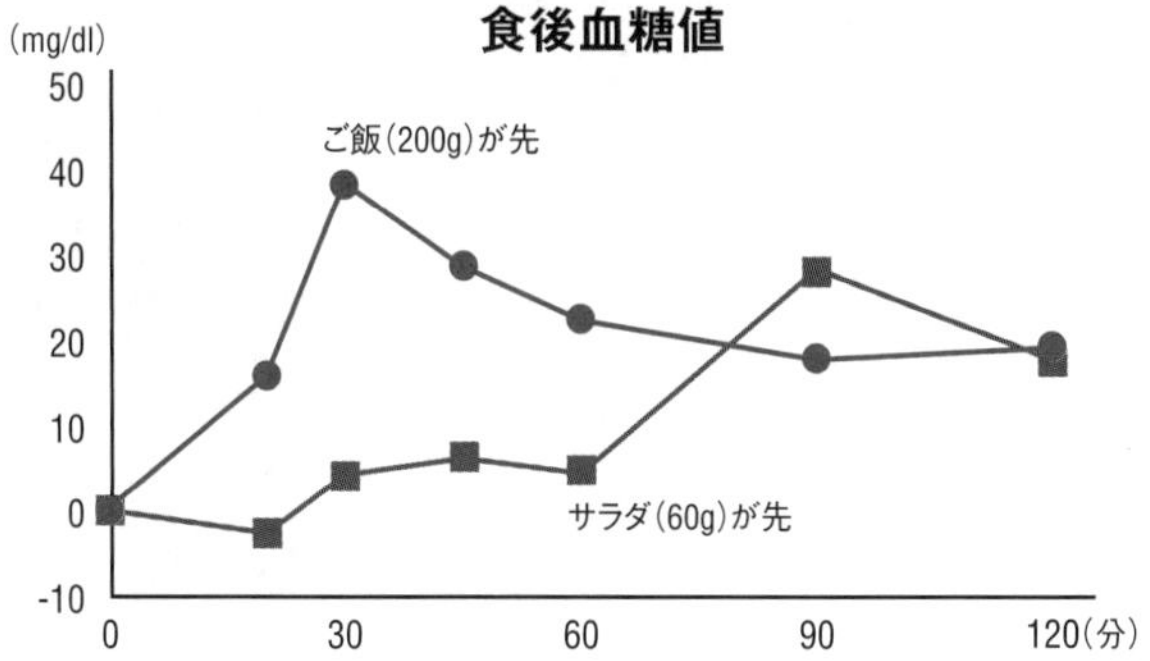

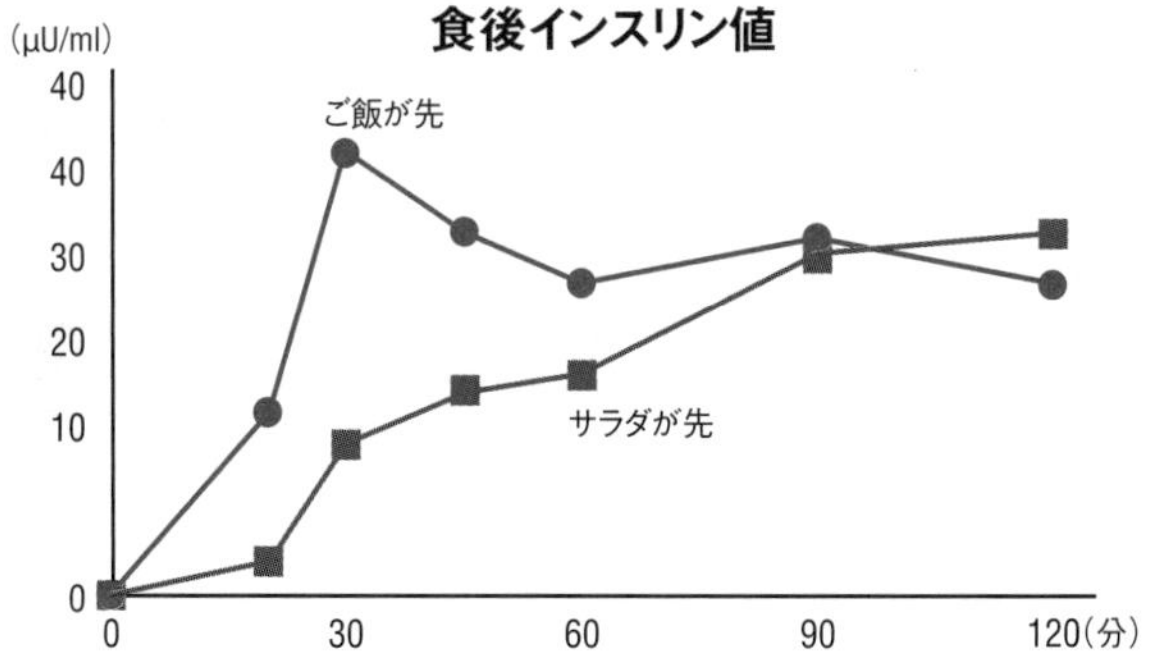

出典：(金本郁男：糖尿病53,2010)

44

「塩分ちょいオフ」で中性脂肪、血糖値、血圧をまとめて改善できる！

❗血管を老化させない、硬くさせない！

中性脂肪をためないための「糖質ちょいオフ・ダイエット」のテクニックがだいたいわかってきたら、ついでに塩分もちょいオフするのがおすすめです。しょっぱいものをたくさん食べて血液の塩分濃度が上がると、それを薄めようとして血管の中に水分が多くとり込まれます。そして血液の量が増えて血圧が上がってしまいます。

要するに、蛇口を開けて水をたくさん出すと、ホースがパンパンに膨れて水圧が上がるのと同じ理屈が働き、血圧が上がるのです。

ところが、健康な血管は、しなやかで弾力があります。だから塩分を多くと

って血管内の血液の量が増えたとしても、血管そのものが広がるので、血圧への影響はほとんどありません。

逆に、老化した血管は石灰化しており、カチカチに硬くて広がりません。そして、ちょっと血圧が上がるとすぐにひび割れたり詰まったりしやすいのです。

これが脳梗塞や心筋梗塞、動脈硬化などの血管病が起こるしくみです。

血圧が上がると血管の壁に負担がかかり、血管が老化していきます。同様に血糖値が高い血液、中性脂肪が高い血液も血管老化の原因となります。

先にも述べたように、血圧、血糖値、中性脂肪はタッグを組んで血管を傷めるトリオなのです。

塩分を減らすと、最初は食事が美味しくないと感じるものです。ある意味、塩分は麻薬のようなもので、足りなくなると欲しくなるのです。

一方で塩分は〝慣れ〟だともいいます。**自分でも気づかないくらい、ほんの少しずつ減らしていけば、いつの間にか塩分の少ない食事でも満足できるようになります。**家庭の食事から「塩分ちょいオフ」を始めてみてください。

45

朝食抜きダイエットは逆効果。危機を覚えた体がガッツリ脂肪を蓄える！

❗ 交感神経をオンにしてやる気モードに切り替える！

ダイエットのつもりで、朝食を抜く人が多くいます。特に20代の若い人は20%以上の人が朝食を食べないといいます。

ラクにできる手っとり早いダイエットのつもりかもしれませんが、実はまったく効果がないばかりか、逆効果になることが多いのです。

朝食を抜くと、前日の夕食から昼食まで、約16時間も絶食をすることになります。すると体は飢餓の危険を感じて、栄養を求めます。この状態でご飯や麺類を食べると、瞬く間に糖質が吸収されて血糖値が一気に上がるのです。

血糖値が高くなりすぎるとインスリンが全力で血中の糖質を肝臓にとり込み、中性脂肪に変えることは何度か解説しました。だから、「朝食は食べません。

「朝食を食べる頻度」と「何もやる気が起こらない」との関係

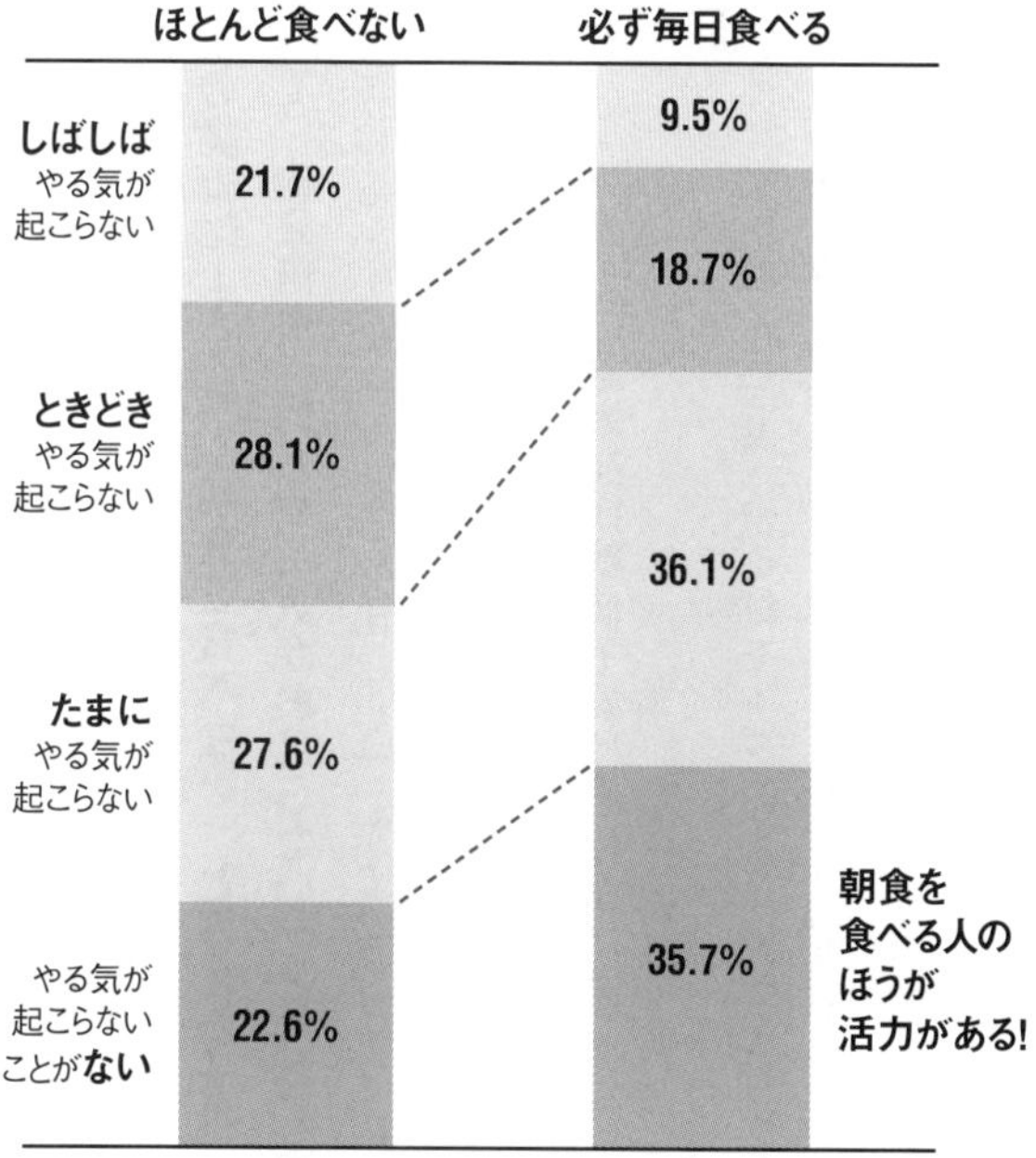

朝食を食べるだけで
仕事や人生のパフォーマンスが変わってくる！

そのほうがダイエットにもなっていいの♪」と自慢する（？）若い女性ほど脂肪肝になっているケースが多いのです。

文部科学省の調査によると、「朝食を食べない」と答えた子供は、食べている子供に比べて、約2倍も「何もやる気がおこらない」と回答しています。

ビジネスマンにも「午前中は調子が出ない」「眠くてやる気がおこらない」という人がいます。そういう人に聞いてみると、やはり朝食を抜いていることが多いようです。もしもすでに糖尿病を発症している人であれば、なおさら朝食抜きによる、ランチでの急激な血糖値上昇は避けなければいけません。

朝食は交感神経をオンにして、やる気モードのスイッチを押す行為です。かといって朝から甘い菓子パンにフルーツジュースというのはNGです。私のおすすめは、朝食に**サラダ**や**野菜スープ**です。朝に食物繊維をとることで、昼食の血糖値の上昇もゆるやかになります。これをセカンドミール効果といいます。

46

ほんの一瞬でも血管が傷つく「血糖値スパイク」は、意識すれば防げる

❗ 早食い、ドカ食いの人は食後血糖値が上昇している

糖尿病は血糖値が高い状態が長く続く病気です。常に血糖値が高いと、インスリンが効かなくなり、さらに血糖値が下がらないという悪循環に陥ります。そして、10年、20年という長い時間の間に血管がボロボロになっていくのです。**しかし、最近の研究で、血糖値が高い状態がほんの短い時間あるだけでも血管がダメージを受けることがわかってきました。**

これを**「血糖値スパイク」**と呼んでいます。

血糖値スパイクは、食後の血糖値の上がり方が極端に高い状態を折れ線グラフにすると、その線がスパイクシューズの針のように尖った形を示すことから、この名がつけられました。

血糖値が一瞬、急激に上がりますが、食後1時間もすれば、健康な人と同じくらいまで下がるので、発見がとても難しい症状といえます。

研究の結果、早食い、ドカ食いの人に血糖値スパイクが多いことがわかっています。一気に大量の糖質が吸収されるために起こると考えれば、納得です。

また、食後すぐにゴロリと横になる人も血糖値スパイクのリスクが高い。

食事が終わったら散歩をしたり、軽く体を動かすといいでしょう。そうすれば血中の糖分がエネルギーとして消費されます。ランチを外食ですますなら、あえて少し離れた店まで歩いて行って、歩数を稼ぐのもよいアイデアです。

検査で発見することが難しいため、健康診断で血糖値が正常の範囲といわれても油断せず、日ごろから早食いをしないことと、食べる順序を意識して自己防衛することが、将来の運命を分けます。

血糖値の変化

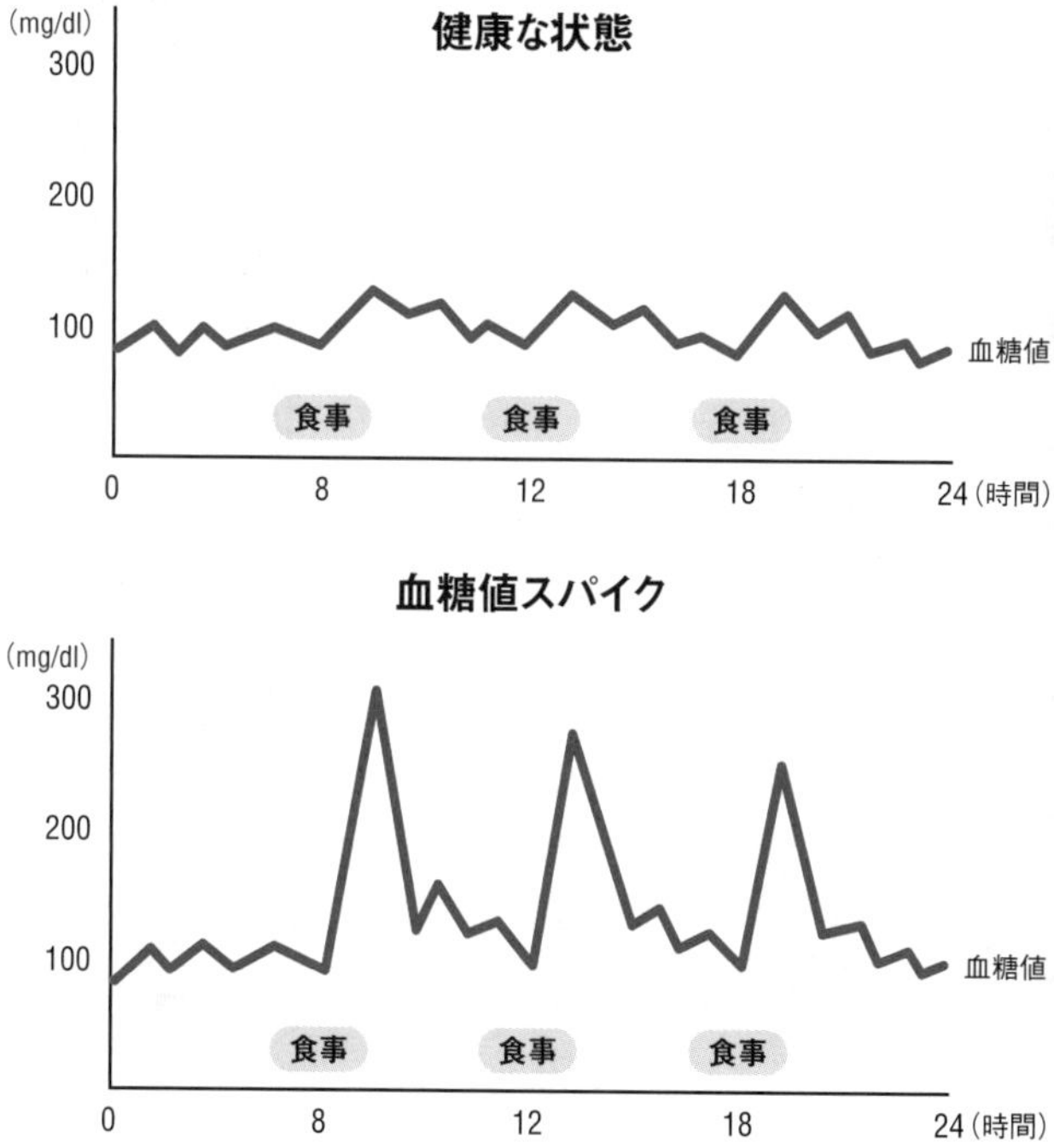

血糖値スパイクを起こしていても、平均血糖値を求めると健康な状態とさほど変わらなくなってしまうので、発見が難しい。

47

大腸に100兆個の細菌。善玉菌はどれだけあればベスト？

❶ 腸は脳と直接、情報を交換する体内の参謀

胃で消化された食べ物は、小腸で栄養素や水分を吸収されたあと、大腸へと運ばれます。大腸の役割は便を作ることです。消化された食べ物が小腸を抜けてくるのに要する時間は2、3時間ですが、大腸に入るとスローダウンし、数日かけて便を作ります。

このときに重要な役割をはたすのが**腸内細菌**です。

大腸の中には、1000種類、約100兆個もの腸内細菌が棲んでいます。種類ごとに群生して棲み分ける様子が、野性の花畑の様子に似ていることから、腸内フローラとも呼ばれます。

腸内細菌は、善玉菌、悪玉菌、日和見菌に大別されます。日和見菌とは、状

況によって善玉についたり、悪玉についたりする菌です。

これらの比率は当然、善玉菌が多いほうがいいように感じますが、実は善玉：悪玉：日和見＝2：1：7がベストといわれています。

すべてが善玉である必要はなく、悪玉より上回っていれば、あとは日和見菌たちが助けてくれます。もし、生活習慣が不規則になったり、食生活が乱れたりして悪玉菌のほうが善玉菌より多くなってしまうと、日和見菌が悪玉菌に加勢します。すると、下痢や便秘をしたり、有害物質が大腸の中で発生したりして、大腸がんになるリスクが高まります。

脳と腸は直接、情報をやりとりするホットラインを持っていて、これは「脳腸相関」と呼ばれます。**腸の具合が悪くなると気分（脳）が落ち込み、心配事が多いと、お腹（腸）の具合が悪くなります。**

腸は肝臓とも太い血管で結ばれています。腸で発生した有害物質が肝臓に入ることで、肝機能が悪化し、糖代謝が悪影響を受けることもわかっています。腸内環境は全身に関わる重大事項なのです。

48

ラクして美味しく腸活！一番簡単な方法

❗ 一日200gのヨーグルトを食べるのが理想

およそ100兆個ある腸内細菌のうち、2割を占める善玉菌のほとんどは、ビフィズス菌です。ビフィズス菌を含む食材といえば、ヨーグルトですね。ヨーグルトは確かに腸内環境の改善に役立ちます。

腸内環境をよくするためには、一日に200gのヨーグルトを摂取するのが理想とされています。日本では、ヨーグルトは食品衛生法で**発酵乳**と呼ばれます。そして国際規格では1㎖あたり1000万個以上の乳酸菌、または酵母を含む、とされています。なぜなら一日に必要な善玉菌は数十億個といわれており、それ以下では十分ではないからです。

ときどき、**ビフィズス菌**と**乳酸菌**を混同している人がいます。**ビフィズス菌**

は小腸下部から大腸にかけて棲息している菌で、乳酸菌は体中に棲んでいる菌です。ただ、**乳酸菌**は**ビフィズス菌**のエサになるという関係がありますから、**乳酸菌**が腸にいい、というのも間違いではありません。

スーパーやコンビニエンスストアでは、さまざまな効能を謳ったヨーグルト売り場が大賑わいで、いったいどれを選んだらいいのか困ってしまいますね。

菌の種類には、大きく、ビフィズス菌など生きて腸まで届くタイプと、胃の中で死滅してしまうタイプがありますが、たとえ胃の中で死滅してしまうタイプでも、その菌が産生した物質が腸にとってよい作用をしてくれるので、**結局、どんなタイプでも健康にとってプラス**になります。

また、**たとえ、腸まで生きて届いたとしても、腸内で3日程度しか生きられないため、大切なことは、毎日、あるいは、2、3日おきに食事でとり続けること**です。だから、一番重視したほうがいいのは、健康効果よりも、**続けるために味が好みに合うか、値段が高すぎないかどうか**、なのです。

49

血糖値を上げる意外な極悪人が歯周病菌。ほかの悪事も次々判明！

！ 歯周病菌は、生きたまま腸に達して悪さを繰り返す

大腸には100兆個の細菌が棲んでいると解説しましたが、口の中にもたくさんの菌が棲んでいます。

口の中に棲む菌は約700種類、歯の汚れが原因でできる歯垢1gの中には、なんと約1000億個の細菌が密集しているのです。

朝、起きたときに口の中がネバネバしていたら、細菌だらけになっているサインです。ひどい場合は肛門より汚いのが現実です。

口の中に棲む悪玉菌の代表が「歯周病菌」です。

歯周病菌の悪さは歯を蝕むだけではありません。**なんと出血した歯茎の血管**

から体の中に入り込み、血液中のインスリンの働きを悪くするのです。
インスリンは血液中に増えた糖質を体内にとり込む働きをする物質です。インスリンの働きが低下すれば、血糖値がいつまでも高い状態が続き、血管を傷めてしまいます。歯周病菌がそれを促すのです。

東京医科歯科大が興味深い実験をしました。歯周病と糖尿病の両方の疾患がある人を集めて2つのグループに分け、片方には歯周病だけの治療を、もう片方には糖尿病だけの治療をしました。

すると、どちらのグループも歯周病、糖尿病の両方が改善したのです。**この結果は、明らかに歯周病と糖尿病が深い関係にあることを示しています。**糖尿病や肥満を防ぐには、歯周病を防ぐことが近道なのです。

また、口の中にいる細菌の多くは飲み下したとしても胃液で死滅しますが、**歯周病菌の一部は大腸まで達する**こともわかってきました。大腸に達した歯周病菌は、腸内の悪玉菌を増やして腸内環境を悪化させます。

50

歯周病菌の隠れ家、歯周ポケットの中を磨こう

❗どんなに健康な人でも口の中に歯周病菌はいる

歯と歯茎の間の溝のことを歯肉溝《しにくこう》といいます。健康な歯茎だと、この溝の深さは1~2㎜です。ところが歯磨きが不十分で細菌が多くなると、ここにプラーク（歯垢）がたまります。このプラークに含まれる細菌が歯茎に炎症を起こし、歯肉溝を深くして歯周病を発生させます。

歯周病が進行すると、歯肉溝はさらに深くなり、歯周ポケットと呼ばれる穴になります。歯周病菌は空気を嫌う嫌気性のため、歯茎の奥深くにもぐり込んで隠れようとするのです。

歯周ポケットが4~5㎜になる初期の歯周病となり、出血が始まります。6㎜以上で重度となります。ここまでくると、歯を支えている骨も溶けはじめ

歯ブラシの持ち方・動かし方

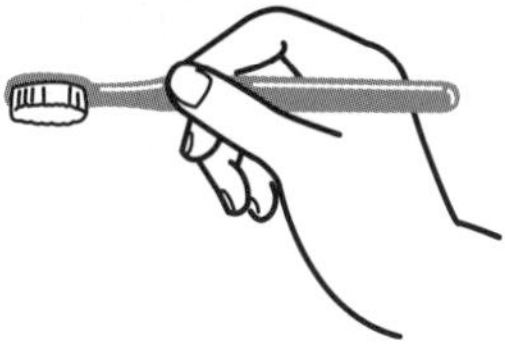

歯周ポケットからプラークをかき出す
歯周ポケットのケアには毛先が細いタイプを使用。鉛筆を持つときと同じ「ペンクリップ」で持つ

歯面に対して歯ブラシの毛先を直角に当てながら、1本の歯につき20～30回ずつ歯ブラシを震わせる。歯の側面のブラッシングは毛先が平らなタイプがよい

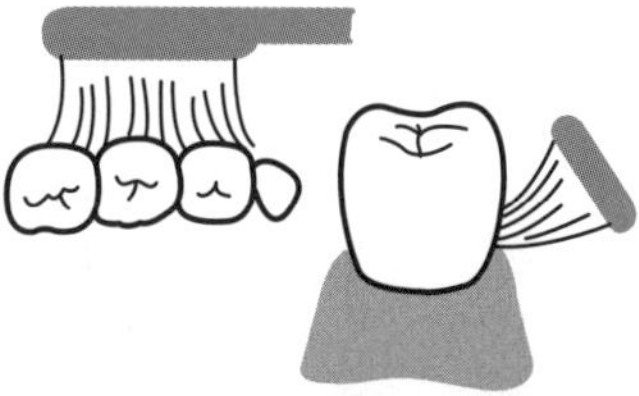

歯間ブラシの使い方

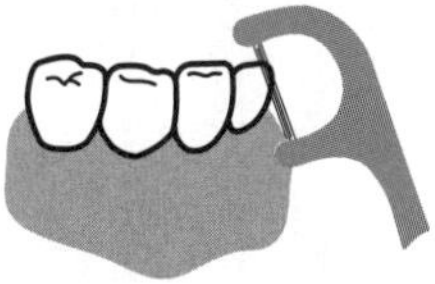

1 部位に応じてネックを曲げる

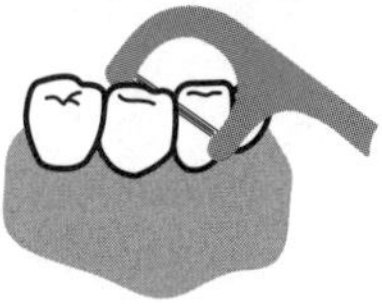

2 歯間ブラシをゆっくり歯間に入れる

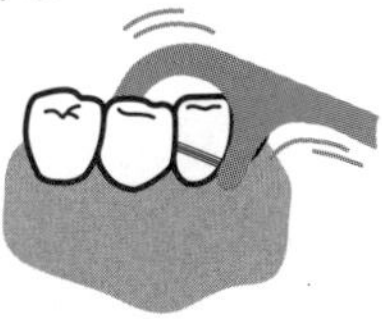

3 ゆっくりと往復させて汚れをかき出す

ています。「オレは大丈夫。出血してないから」という人も油断は禁物。どんなに健康な人でも、歯周病菌は口の中に存在しているのです。

口の中をきれいに保つためには、歯磨きが基本。食べ物のカスは、細菌たちの格好のエサとなります。毎食後に歯磨きをする習慣が大切です。

しかし、正しい方法で磨かないと意味がありません。間違えた磨き方をすると逆に歯茎の溝を深めることになります。

力を入れる必要はありません。歯肉溝の中からプラークをかき出すように磨くのが基本です。イラストを参考にして正しい歯磨き方法を身につけてください。また、歯科医院で口腔ケアの指導をしてもらうのもいいでしょう。

歯間ブラシは、歯ブラシではとりきれない歯と歯の間の汚れを見事に落とすことができます。

本当は毎日、使ってほしいところですが、週に1回ケアするだけでも効果が期待できます。

51 眠れない? 昼はだるい? 自律神経が乱れても脂質異常症になる

! 副交感神経をしっかり働かせるのがカギ

私たちの体は自律神経によって制御されています。

たとえば、激しい運動をして血液が多く必要になれば、自律神経が的確な司令を出して、心臓の収縮テンポを速くし、心拍数を上げます。心拍数や体温、発汗のほか、ホルモンの分泌や糖代謝も自律神経が司っています。

自律神経は、交感神経と副交感神経からなっています。

交感神経は活動的なときに優勢となり、副交感神経はリラックスした時間に優勢となります。仕事に集中しているときやスポーツをしているときは交感神経が優勢となり、友達とおしゃべりしてリラックスしているときは副交感神経が優勢となります。**一方が強く働けば、もう一方が弱くなる関係も、自律神経の特徴です。**

自律神経が不調になると、夜、寝るべき時間になっても頭が冴えて眠れなくなったり、日中に眠気やだるさに襲われ、パフォーマンスが悪くなったりします。

また、インスリンをはじめとする大切な物質の分泌も不安定になるため、脂質異常症、糖尿病、高血圧、肥満になりやすくなります。

自律神経の乱れは不規則な生活、ストレス、疲労などが原因で起こります。自律神経のリズムを維持するのに最も重要なのは、毎日決まった時間に寝て起きること。休日の前夜に夜更かしをして、休みの日は昼まで寝ているようでは、せっかく平日で整ったリズムが狂ってしまいます。原因不明の過食や、疲れ、肩こり、うつ気、そして月曜に体が重くだるい人は、**土日の就寝時間、起床時間を平日と同じ時間にしてみてください。**

一日の中の自律神経の変化

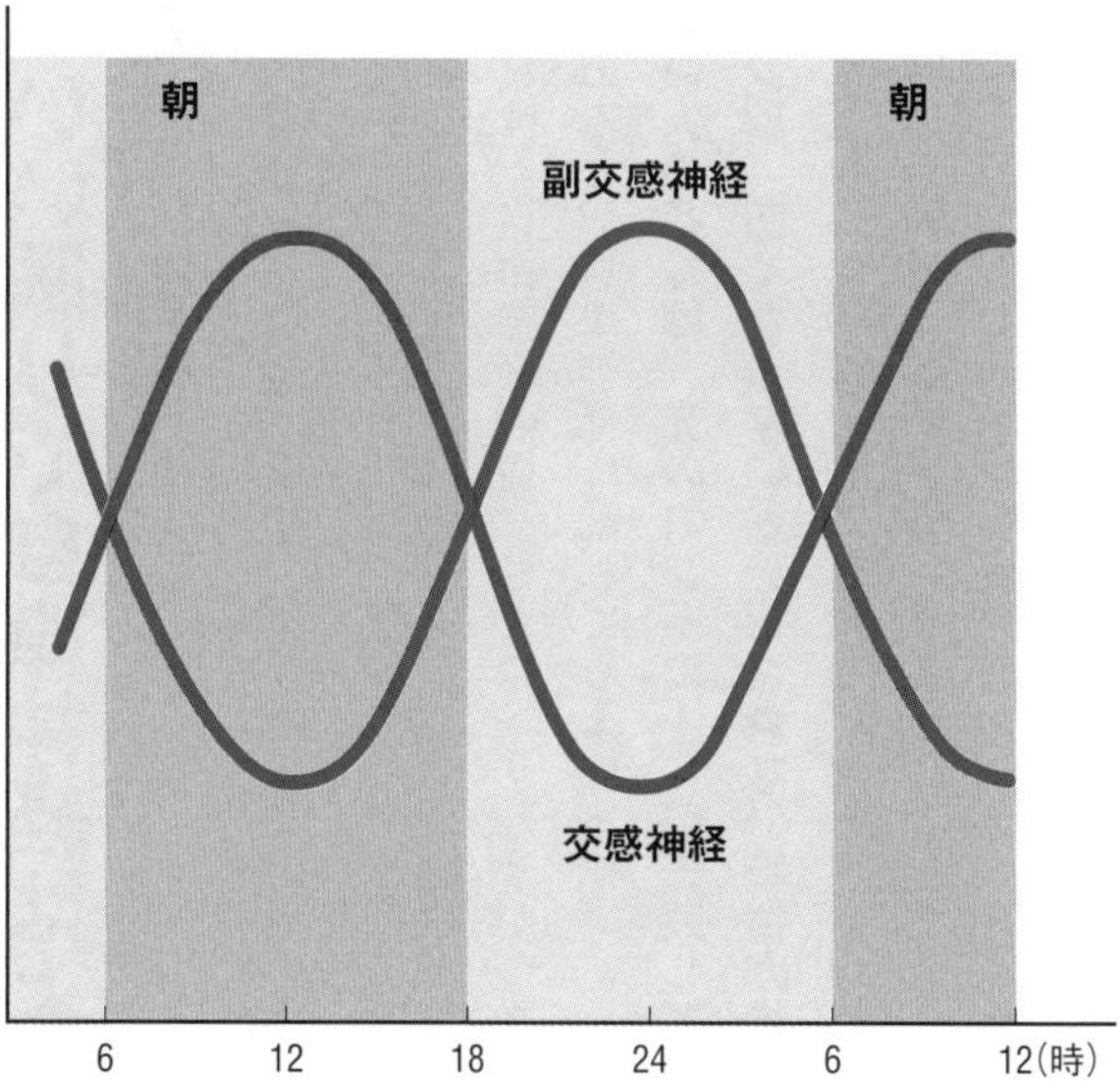

交感神経と副交感神経は24時間365日働いている。どちらか一方だけスイッチが入っているわけではないため、交感神経の働きが強いときは「交感神経が優位」、副交感神経の働きが強いときは「副交感神経が優位」と表現する。

52 質のいい眠りで自律神経はよみがえる。朝と夜の習慣

❗眠りに落ちるまでのルーティンを作るのがコツ

自律神経を健全に保つための鍵となるのが睡眠です。質のいい睡眠を得ることができれば、自律神経の切り替えにメリハリがつきます。逆に不眠などの睡眠障害があると、自律神経は乱れてしまいます。

眠れない人の多くは、光のコントロールに失敗しています。睡眠ホルモンのメラトニンは、暗くならないと分泌されない特徴があるからです。寝室の電気をつけっぱなしにしたり、ベッドの中にスマホを持ち込んだりするのは、自分で睡眠を妨害していることになります。

また、メラトニンは朝の光を浴びてから13〜16時間後に分泌の準備が整います。たとえば、朝8時に光を浴びれば、夜9時には準備が整い、暗くなるのを

メラトニンをしっかりと出すために

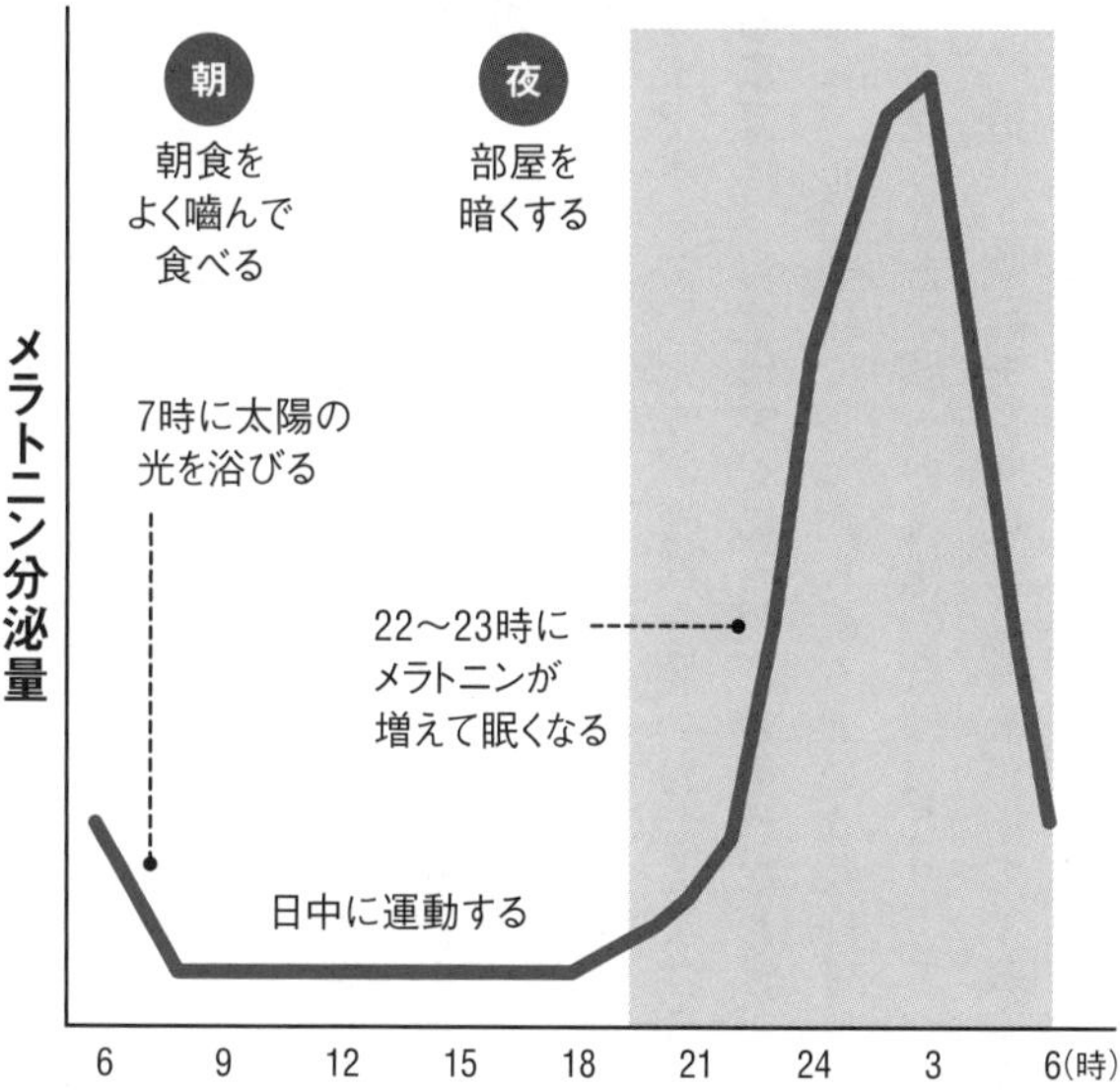

朝起きて太陽の光を浴びてから、13〜16時間後にメラトニンを分泌する準備ができる。夜、ぐっすりと眠るためには、朝、しっかりと太陽を浴びることが重要。また、朝食でたんぱく質をしっかりとることも大切。そうすれば日中は十分にセロトニンが作られて「やる気」に満ち、夜は十分にメラトニンが分泌されて快眠を得られる。

待っている状態になります。

それまでに食事をすませ、パソコンやスマホの電源を切って睡眠モードに体をもっていくのが理想です。そして、11時に寝室にいって部屋を暗くすれば、スッと気持ちよく眠りに落ちるはずです。

もうひとつの**よくある失敗は、眠くないのにベッドに入ること**です。**眠れない、眠れないと思いながらムリに目を閉じてじっとしていれば、頭が冴えて逆効果です。**

そういうときはベッドには入らず、リビングの電気を暗めにして、眠気がやってくるまで本を読んだり、音楽を聴いたりしてすごしてください。**リズムが確立するまでは、寝室はすぐに入眠できそうなときだけ使うのがコツです。**

なぜなら、布団や枕に潜ったら眠るという条件付けを確立できれば、自分の布団や枕を見ることが脳への入眠の合図になり、スッと眠り就けるようになるからです。梅干しやレモンを見れば唾液が出てくるように、眠りもそうやって誘うことが可能なのです。

53 お風呂に上手に入って自律神経を整え、一生太らない体質に!

! お風呂に入ったらマッサージで血行をよくする

睡眠の質を上げるために効果があるといわれているのが、お風呂です。**お風呂で体の芯までじっくりと温めると、それが冷めていくときに眠気が訪れます。**それを実践するためには、ベッドに入る1~2時間前に入浴するのがベストだと考えられます。

お風呂のお湯は38~40度のぬるめがおすすめ。ゆっくりと15~20分ぐらい浸かると、体の芯からしっかりと温まるからです。

逆に、熱いお湯に入ると、肝臓に負担がかかることがわかっています。また、血管が収縮して血圧が高くなります。持病のある人は、思わぬ発作の原因となるので注意が必要です。

交感神経から副交感神経への切り替えにおいても、お風呂は効果的です。仕事で緊張した状態で帰宅しても、お風呂に入るとリラックスできる、そう感じる人は多いはずです。日本人にとってお風呂は自律神経の健康に特別な存在といえます。

お風呂に入ったら、ふくらはぎや腕などをマッサージするといいでしょう。筋肉の疲れをとるとともに、血行をよくする効果が期待できます。

ドイツでは温泉が医療に活用される、いわゆる湯治《とうじ》が盛んです。中でも重炭酸浴が人気です。

日本でも大分県竹田市の長湯温泉が良質の重炭酸泉として知られています。私も体験しましたが、体が温まっていく感覚は特別だと感じました。

市販の入浴剤で作る炭酸浴でも同様の効果が得られますので、試してみるといいでしょう。

54

サウナで血管が若返る! しっかり汗をかけばデトックス効果も!

❗ 腸を温めると腸内環境も改善する

近年、サウナがブームになっています。じっくりとサウナで体を温めて汗を出し切ると、本当に気持ちがいいものです。

サウナは気分がよくなるだけでなく、内臓脂肪を落とすのにも一役買ってくれます。

サウナに入ると、まず血管が広がって血行がよくなります。サウナ室の中では血流は安静時の2倍になります。筋肉に流れる血液も増え、筋肉のこりがほぐれます。お風呂やサウナでリラックスしたと感じるのはこのためです。

血管は若くて健康なほどしなやかです。**熱いサウナと冷たい水風呂に交互に入ることで血管の拡張・収縮を繰り返すと、これが血管の筋肉に対して筋トレ**

をするような作用をもたらし、血管のしなやかさをとり戻すことができます。

血管の若返りが、脂質異常症や動脈硬化防止に役立つのはおわかりですね。

汗をかくことで得られる疲労物質のデトックス効果も見逃せません。


もうひとつ特筆すべきは、腸を温める効果です。

腸を温めることで善玉菌が増え、腸内環境が改善されることがわかっています。腸が元気になると免疫力が高まり、糖代謝もよくなります。便通がよくなるのもうれしいことです。


注意が必要なのは、血圧が高い人です。

体が温まって血管が拡張すれば血圧が下がりますが、水風呂で収縮させると逆に血圧が上がります。**健康な人は問題ありませんが、血圧が高い人には危険です。**水風呂ではなく冷気で体を冷やす程度がいいでしょう。

お酒を飲んで入るのも危ないので、絶対にやめてください。

55

ストレスとうまくつき合うには、こんな解消法を見つけておこう

❗出先でできること、屋内でできること、いろいろあるといい

自律神経を不調にする大きな原因のひとつが、ストレスです。

ストレスの原因にはいろいろな要素が考えられます。仕事、子育て、金銭問題、人間関係、介護、家族、相続、恋愛、健康のほか、騒音、大気汚染なども原因となります。また、悪いことばかりでなく、昇進や結婚など喜ばしいこともストレスになり得ます。

ですから、現代社会でストレスなしに生きていくことは不可能です。**ストレスをなくすのではなく、うまくつき合っていくしかないのです！**

たとえば、仕事のストレスは誰にでもあります。むしろ、ストレスを乗り越えていくことが仕事をするということでしょう。大切なのは、それを家に帰っ

てまで抱えこまないこと。家に帰ったら、仕事をすっかり忘れて副交感神経に優位に切り替える――。それが自律神経にメリハリをつけるということです。

すでに紹介したように、お風呂は、その切り替え役にぴったりです。体を温めれば、血管が広がってリラックスします。風呂上がりにビールを飲めば、さらにリラックス感が高まりますね。

こうしてストレスを軽くするのが、うまくつき合うということです。

音楽を聞いたり、テレビを観たり、家族と会話をすることでリラックスできれば理想的です。仲のいい友人とチャットするのもいいですね。

料理をしたり、美味しいものを食べたりすることでストレスが解消することもあります。カラオケ、という人もいるでしょう。ただ、**ゲームや試合など勝ち負けのあるものは、負ければ余計にストレスになるかも**しれません。

自分がリラックスできる方法をいくつか探しておいて、時と場所に合わせてできる対処をするといいでしょう。

56 趣味でストレス解消！趣味がないならどうする？

❶ 肥満体型の人がジョギングを始めてホッソリ大変身！

ストレス解消に最も効果的なのは、趣味を持つことです。自分が楽しめることなら、何でもいいでしょう。

近年、中高年のライダーが増えています。休日にバイクに跨《また》がって、気持ちのいい峠道を走るのだそうです。メンテナンスも楽しいといいます。

山歩きやハイキングもいい趣味です。人間は本来、自然の中に暮らしていたわけですから、どこかに自然を気持ちよく感じるＤＮＡがあっても不思議ではありません。

私の友人で肥満体質の人がいましたが、あるときジョギングを始めてから、みるみるスリムになっていきました。驚いて話を聞くと、最初は面倒だと思ったし、信号機から次の信号機までの短い距離すら走れなかったけど、走れるようになるにつれて面白くなってきた、といいます。

趣味を持つのに極意があるわけではありません。**なんとなく始めてみて、面白いと感じるかどうか**です。運命の出会いはどこに転がっているかわかりません。だからチャンスがあったら、何にでもチャレンジしてみることが大切です。

趣味を持つと友人ができます。それもまた素敵なことです。

気の合う人と話しているときは、副交感神経が優勢になります。全身の血管がリラックスして、自律神経が整っていきます。

ぜひ、たくさんの趣味を持ってストレスとうまくつき合ってください。

第5章

筋肉を増やして内臓脂肪をガンガン燃やす！

――ひとつやるだけでも変わる！

57

筋肉はエネルギーを多く消費し、脂肪組織はほとんど消費しない

❗運動不足になると脂肪が増えて代謝量が減る

よく、中年太りといいますが、実際に50歳をすぎると太りやすくなります。

その理由は、**基礎代謝が減るから**です。

基礎代謝とは、生命維持のために必要な最小限のエネルギーのことです。

人間のエネルギーの消費先は、「基礎代謝」、「身体活動量」、「食事誘発性熱産生」の3つに大きく分けられます。基礎代謝は、このうちの60％を占めます。

基礎代謝は、臓器や組織が使う最低限のエネルギーとも言い換えられます。

代謝量が大きい臓器として、筋肉、肝臓、脳が挙げられ、代謝量が小さい組織の代表は脂肪組織です。


つまり、筋肉が大きい人は、基礎代謝が多くて食べても太りにくく、脂肪が

多い人は基礎代謝が少なくて太りやすいということです。

定期的に運動をする人は、運動によってエネルギーを消費することに加え、筋肉が発達して基礎代謝も増えるという好循環が得られます。

逆に、**運動不足になると運動によるエネルギー消費量が減るうえに、筋力が痩せて基礎代謝が落ち、脂肪が増えるという悪循環**に陥るわけです。

単純に、体の大きい人のほうが基礎代謝が大きいともいえます。体表面積が大きいと、体からの放熱量が増えるからです。

同じ理屈で、体温が高い人のほうが基礎代謝が大きくなります。体温が1度上がると、代謝量は13%増加することがわかっています。

季節によっても基礎代謝量は異なります。冬は体温を維持するためにエネルギーを多く使うため、夏よりも代謝が増えます。**つまり、夏のほうが太りやすい。**暑くても、かき氷やアイスクリームには注意ですよ。

58

50歳は中年太りの分かれ道。知れば悲劇を避けられる！

❗ピークは男女ともに10代！

年齢ごとの基礎代謝の変化を見てみましょう。

基礎代謝量は基礎代謝基準値×参照体重から算出できます。基礎代謝基準値とは、体重1kgあたりの基礎代謝量の代表値ですが、面倒なことは考えず、左表のご自分の年齢の欄を見てもらえれば、一日に必要なカロリーが大まかにわかります。**驚くことに、男性のピークは15～17歳、女性は12～14歳です。**育ち盛り、という言葉がよくわかるデータといえます。

ピークを迎えて以降、年齢を重ねるにつれて基礎代謝量は徐々に減り、65歳の女性の基礎代謝量はピーク時の4分の3にまで減ります。特に、ガクッと基礎代謝量が減る50歳で、食べ方を変えられるかどうかが、分かれ道です。

性別・年齢別の基礎代謝量

年齢（歳）	男性			女性		
	基礎体重基準値（kcal/kg体重/日）	参照体重（kg）	基礎代謝量（kcal/日）	基礎体重基準値（kcal/kg体重/日）	参照体重（kg）	基礎代謝量（kcal/日）
1〜2	61.0	11.5	**700**	59.7	11.0	**660**
3〜5	54.8	16.5	**900**	52.2	16.1	**840**
6〜7	44.3	22.2	**980**	41.9	21.9	**920**
8〜9	40.8	28.0	**1140**	38.3	27.4	**1050**
10〜11	37.4	35.6	**1330**	34.8	36.3	**1260**
12〜14	321.0	49.0	**1520**	29.6	47.5	**1410**
15〜17	27.0	59.7	**1610**	25.3	51.9	**1310**
18〜29	23.7	63.2	**1520**	22.1	50.0	**1110**
30〜49	22.5	68.5	**1530**	21.7	53.1	**1150**
50〜69	21.8	65.3	**1400**	20.7	53.0	**1100**
70歳以上	21.6	60.0	**1290**	20.7	49.5	**1020**

出典：厚生労働省e-ヘルスネットより

59

どんなトレーニングが筋肉を増やすのか? 筋トレだけでいいのか?

! 筋トレと有酸素運動を組み合わせるのがベスト

筋肉は、使わないと、どんどん小さくなっていってしまいます。たとえば足を骨折して入院した人は、2週間ほどベッドの上ですごしただけで、歩くのが不自由になるくらい筋肉が落ちてしまいます。

40代になって運動の機会が減ると、気づかないうちに筋肉量が減ってしまいます。若いころの運動能力は、見る影もなくなっているでしょう。

人の寿命が延びて、フレイルという現象が問題になっています。年を取ったときに筋肉が衰えて、介護が必要になることです。100歳になっても、自分の力で立ち上がってスタスタと歩くために、今から丈夫な筋肉を作っておきましょう。

筋肉を維持するためには、筋トレが欠かせません。しかし、わざわざトレーニングジムに通うとなると、面倒になったり、お金が厳しくなったり、怪我で筋肉を傷めてしまったりして続かない人が多いようです。

まずは自宅内で、自分の体重（自重）をかけるだけでできる「自重トレーニング」をメインに始めましょう。

強い負荷をかけて筋肉を大きくする筋トレは、無酸素運動の代表です。無酸素運動は、エネルギーとして血中のブドウ糖を主に使用します。

これに対して、時間をかけて継続的に行なう有酸素運動があります。**ウォーキングやジョギングなどがその代表で、こちらは主に体脂肪を燃焼させる運動です**。有酸素運動を習慣にすれば、余分な内臓脂肪が減っていくことはいうまでもありません。

どちらの運動にもそれぞれのよさがあります。筋トレと有酸素運動をバランスよくとり入れるのが理想です。

60

どれかひとつだけやるならスロースクワット！

正しいフォームで血管若返り物質「NO」を分泌させる！

私のイチオシの筋トレが、スロースクワットです。

筋トレの目標は筋肉を大きくすることです。そのためには、大きな筋肉を鍛えることが効率的といえます。

人体で大きな筋肉といえば、お尻の大臀筋、太腿の裏側にあるハムストリングス、そして太腿の前側にある大腿四頭筋です。

スロースクワットをすれば、これらの大きな筋肉をまとめて鍛えることができます。また、これらの筋肉は、歩く、立ち上がるという日常生活に必要な大切な筋肉でもあるため、フレイル予防にうってつけです。

スロースクワットのやり方

1 足を肩幅より少し広めに開き、腕を胸の前で交差する

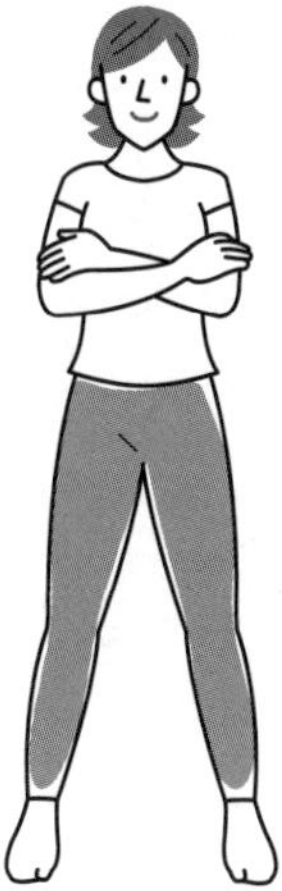

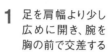

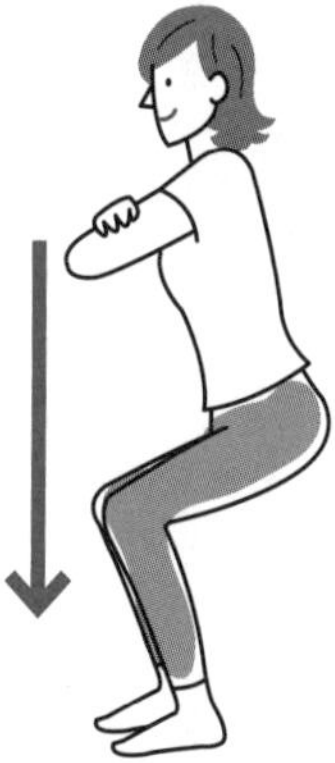

2

5秒かけて、息を吸いながらゆっくりとひざを曲げる。ひざがつま先の真上にくるまで曲げる。お尻を少しだけ後ろにつき出してひざを曲げると、太ももに力が入る。沈んだところで息を吐く

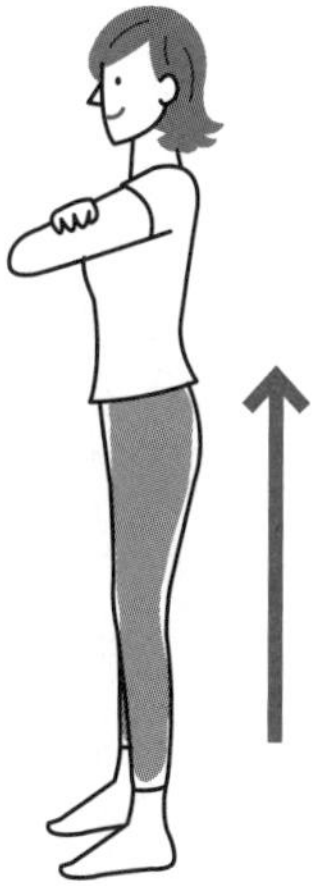

3

5秒かけて、息を吸いながらゆっくりと立ち上がる。立ち上がったときに、ひざが伸びきらないようにして、再び曲げる動作に入る

スクワットのやり方には、いくつかコツがあります。

まず、ゆっくりと時間をかけることです。素早く行なうほうが筋肉に負荷がかけられそうな気がしますが、そうではありません。ゆっくりと体を沈ませて、ゆっくりと上体を上げる。この方法が最も効果が上がります。

また、ゆっくりと行なうことでNO《エヌオー》（一酸化窒素）という血管にいい物質が出ることもわかっています。ＮＯは血管を広げて血流をよくし、血管を若返らせる優良物質です。

足を肩幅に開いたら腕を組み、腰を落としていきます。このとき、背筋は伸ばした状態をキープしてください。そして、ひざがつま先より前に出ないようにすることも重要です。

5秒数えながらゆっくりとひざを曲げたら、息を吐ききって立ち上がっていきます。このときも、ゆっくりと5秒数えましょう。

61

ペットボトルを使って手軽に肩と腕の筋肉を鍛える!

❶二の腕の裏の皮下脂肪もスッキリ!

上半身を鍛える一番のメリットは、なんといっても姿勢がよくなることです。美しくエネルギッシュな姿勢に変われば、**周りの見る目も変わり**ます。何よりも**自己肯定感が高まり**ます。また、日常生活の**身体機能が高まり、物を取るのも運ぶのもラクに**なります。

上半身の筋肉を鍛えるには、ダンベル運動がいいでしょう。気軽に挑戦したいなら、水の入ったペットボトルで代用できます。男性なら1500ml、女性なら500mlのボトルで十分です。

次ページの筋トレで、肩、腕、背中の筋肉を鍛えましょう。ひとつめは立っても座ってもできます。2つめは寝そべって行うタイプです。

ペットボトルを使った上半身の筋トレ

肩のトレーニング(三角筋)

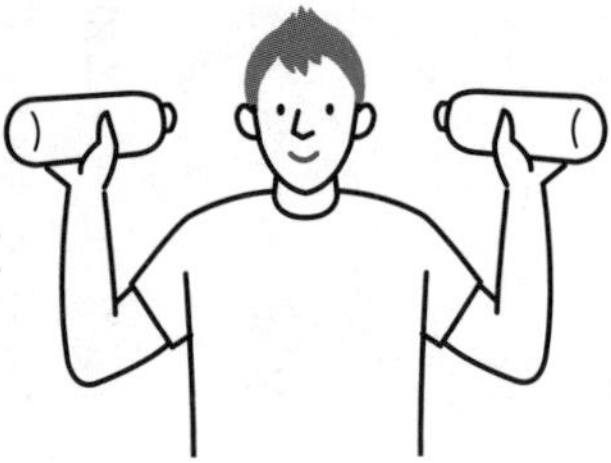

1

500mlのペットボトルに水を入れ、両手に持って肩の高さに構える

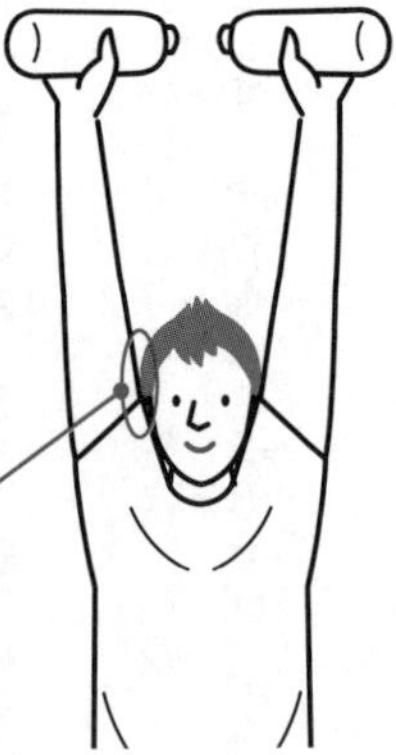

2

頭の上までゆっくりとまっすぐ持ち上げる。動きを止めずに10～30回繰り返す

腕が耳にふれるようにすると、まっすぐ真上に上げられる

胸のトレーニング（大胸筋）

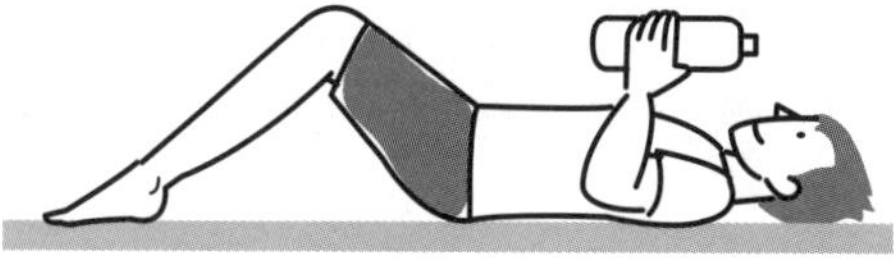

1

床に寝て、胸の前にペットボトルを構える

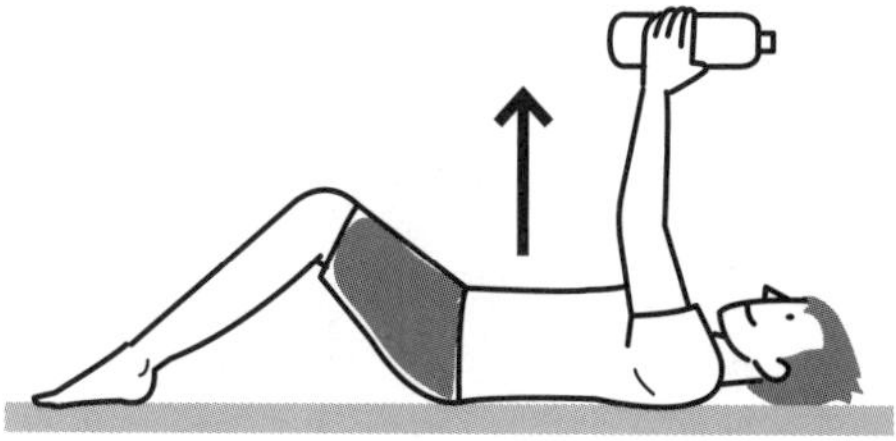

2

まっすぐに上に押し上げる。胸の筋肉を意識する。動きを止めずに10〜30回繰り返す

62

座っていてもできる大腿四頭筋トレーニング!

❶ 背すじをしっかりと伸ばす姿勢を大切に

大腿四頭筋、ハムストリングに効く筋トレをもう2つ紹介しましょう。

まず、イスに座って両足を上げたら5秒キープするトレーニングです。5回を1セットで行なってみましょう。座り仕事やテレビを観ながらでもするといいでしょう。

大切なのは、姿勢です。必ず背すじをまっすぐに伸ばしてください。**背中が丸まっていると、腰を傷めたり、正しく負荷がかからなかったりします。**

この運動に限らず、トレーニングをするときは姿勢が大切です。鏡でチェックしたり、誰かに見てもらったりしてください。

座ってする大腿四頭筋のトレーニング

1

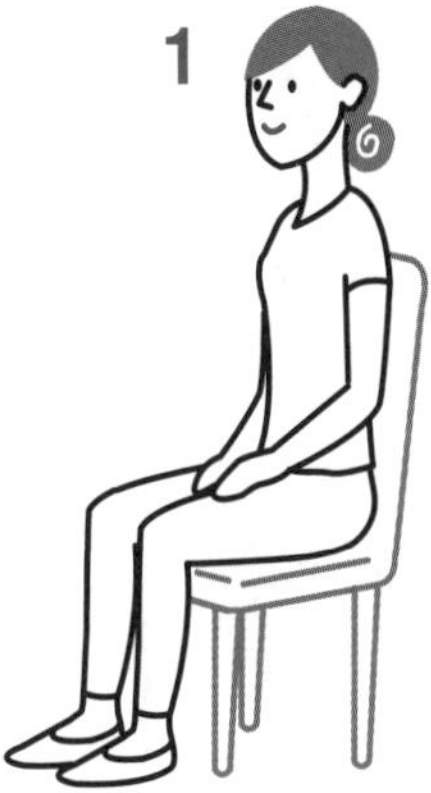

イスに座って背筋を伸ばす

イスに深く座って背筋を伸ばす。座り方が浅かったり、ねこ背で座ったりすると、トレーニングの効果が上がらないので、注意

2

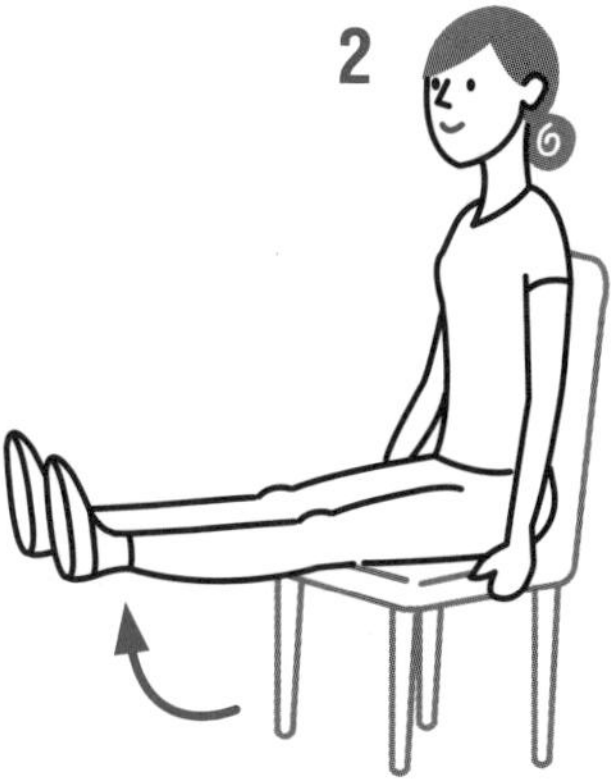

床と水平に両足を上げる

太ももにギュッと力を入れて足を床と水平に5秒間保つ。10回ぐらい繰り返す

ヒールレイズのやり方

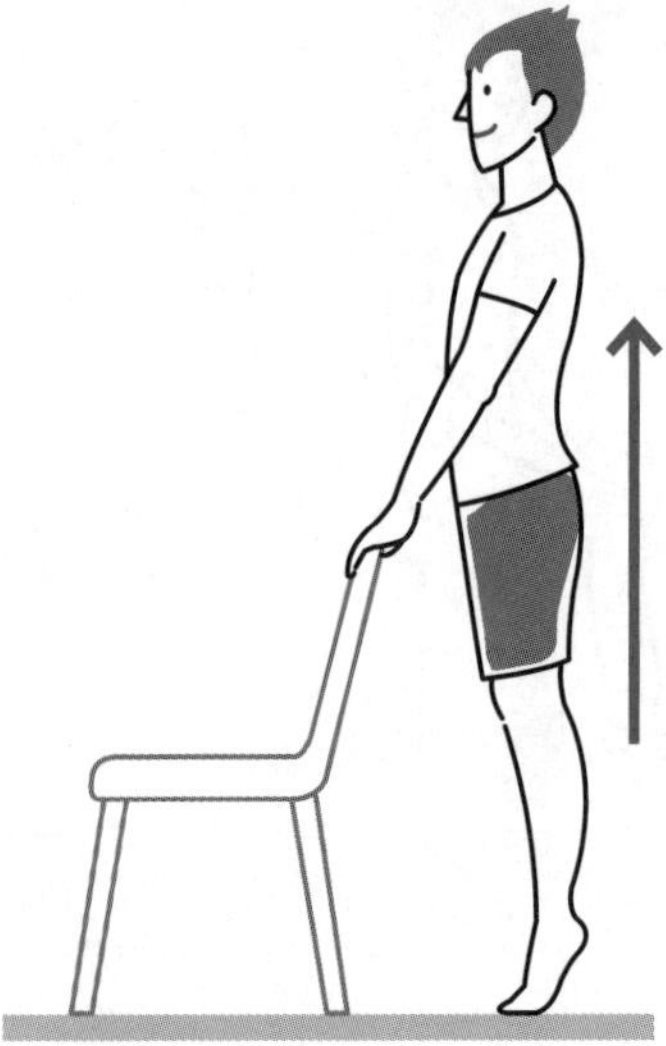

4秒でかかとを上げ、4秒で床1cmぐらいのところまでかかとを下げる。完全にかかとを地面につけないようにして再びかかとを上げる。続けて10回ほど繰り返す

63

ドローインは腹筋も心も整う!

ドライマウスも治って、みるみる気力充実!

呼吸法は生活習慣病に限らず、あらゆる場面で健康に関わります。腹筋を鍛えながら、正しい呼吸法を体得すべく練習しましょう。

呼吸の基本は、鼻から吸って口から吐く、いわゆる鼻呼吸です。鼻呼吸をすることで、十分な酸素を肺に送ることができます。

口から息を吸う口呼吸は、口の中が乾燥するドライマウスの原因になり、悪い菌を増やし、睡眠の質を悪化させます。

ドローインは、腹筋を鍛える呼吸トレーニング。背すじをまっすぐ伸ばして、お腹を凹ませながら鼻から深く息を吸います。いっぱいまで吸ったらその状態を10~30秒間キープします。その後、ゆっくりと息を吐いてください。

ドローインのやり方

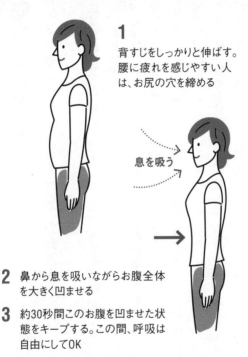

1
背すじをしっかりと伸ばす。腰に疲れを感じやすい人は、お尻の穴を締める

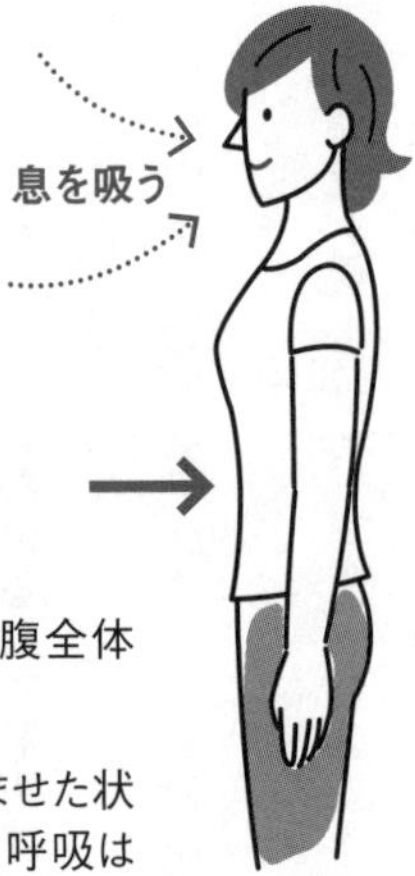

2 鼻から息を吸いながらお腹全体を大きく凹ませる

3 約30秒間このお腹を凹ませた状態をキープする。この間、呼吸は自由にしてOK

一日5セット程度が目安。通勤電車の中や信号待ちをしているときなど、実行するタイミングを決めて、習慣化するといい

64

ウォーキングはフォームが8割。スピード1割、距離1割!

❗背すじを伸ばして、親指で蹴って、かかとで着地

すでについてしまった内臓脂肪を落とすには、なんといっても有酸素運動が一番です。

有酸素運動には、**ウォーキング、ジョギング、水泳、自転車こぎ**などがあります。自分に合ったものを選んでください。

脂肪を燃焼させる効果を考えれば、ジョギングが一番ですが、ひざなどを傷める心配があります。シューズやウェアをそろえる初期投資もかかります。

やはり最も手軽に始めやすいのは、ウォーキングでしょう。

しかし、「毎日、散歩はしているけど痩せない」という声も聞きます。実は、ただダラダラと歩いているだけでは効果は上がりません。脂肪燃焼が目的のウ

ォーキングも姿勢が大切です。カロリーを消費しやすい歩き方はあるのです。**まず、背筋をまっすぐに伸ばします。頭のてっぺんを天から引っ張られているような感覚を意識してください。**視線は前方に向けます。

歩くときは、親指のつけ根で地面を蹴ってかかとから着地します。腕を軽く振りましょう。この腕を振る動きが骨格調整にかなり重要なので、ポケットに手を入れたり、スマホや荷物を片手に……というのは避けてください。

このフォームが正しくできれば、ふくらはぎに力がかかっているのがわかるはずです。スピードはスタスタと速めで、前を歩く人がいたら、追い越す目標にしてください。

15分も歩けば、体がぽっと温かくなってくるはずです。それはまさに脂肪が燃焼している証拠。朝日を浴びながらのウォーキングは特に気持ちがいいものです。朝日は、快眠を誘うホルモン、メラトニンをたっぷり産生し、体内時計のリズムを整えてくれます。

脂肪燃焼効果がアップする 正しいウォーキングフォーム

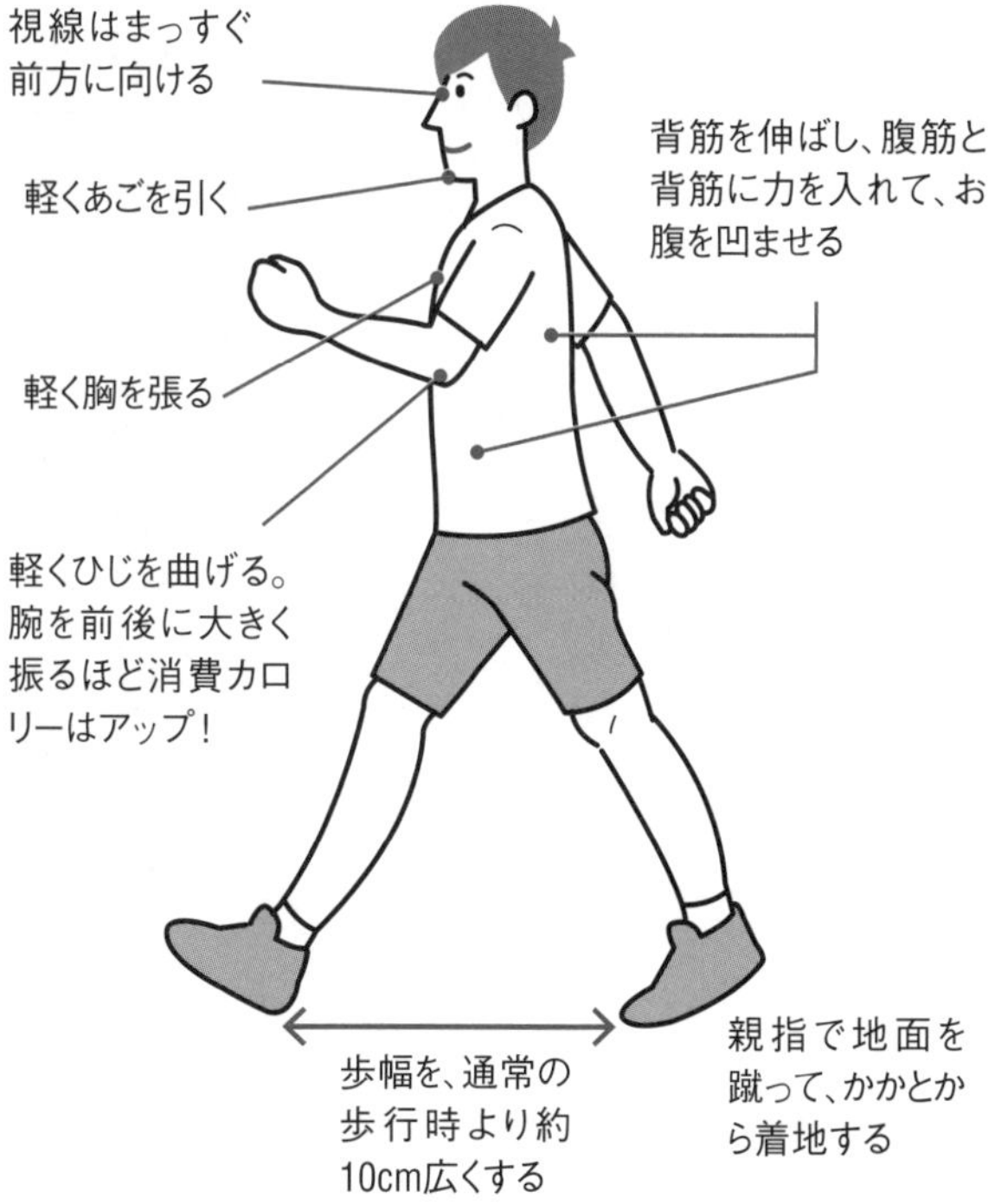
視線はまっすぐ
前方に向ける
軽くあごを引く
軽く胸を張る
軽くひじを曲げる。
腕を前後に大きく
振るほど消費カロ
リーはアップ!
背筋を伸ばし、腹筋と
背筋に力を入れて、お
腹を凹ませる
歩幅を、通常の
歩行時より約
10cm広くする
親指で地面を
蹴って、かかとか
ら着地する

65

日常の姿勢も内臓脂肪に影響。なぜ背中が丸まると死亡リスクが高まる？

❗いい姿勢は背筋、腹筋の筋トレになる

どの運動をするときも姿勢は大切だとお伝えしてきましたが、日常生活における姿勢も、とても重要です。

オフィスや電車の中で周囲の人たちを観察すると、きれいな姿勢で立ったり座ったりしている人は、とても少ないものです。

多くの人がねこ背になり、歪んだ姿勢をとっています。

姿勢が悪くなるのには理由があります。**背筋を伸ばしてまっすぐに体を支えるには、背筋と腹筋の強さが必要だからです。**つまり、しっかりした筋肉がないと、悪い姿勢でいるほうがラクなのです。

姿勢をよくしてすごせば、それだけでも背筋、腹筋を鍛えることができます。それは基礎代謝量を増やし、中性脂肪をためにくい体を作ることにつながります。

また、ねこ背になると大損します。なぜなら肺が十分にふくらまないため、肺に入る空気の量が半分ほどに減ってしまい、酸素の摂取量を減らして血液の質を下げることになるからです。さらに、背が丸まることで、内臓や血管を圧迫します。臓器の働きを悪化させ、血圧を上げてしまいます。

近年、「座る時間が長い人」は死亡リスクが高い、という研究が発表されて話題になりました。悪い姿勢で座っていたら、さらにリスクが高まると考えられます。

イスに座るときは座面に深く座って背中を伸ばし、キーボードを操作するときは、なるべく顔や肩が前に出ないようしましょう。そして、30分に一度は立ち上がって、軽く運動をしたり歩いたりしましょう。

第6章

内臓脂肪を減らせばこんなに怖い生活習慣病も防げる！

――糖尿病、認知症、心筋梗塞、脳梗塞……

66

気づいたら血管ボロボロの糖尿病。自覚症状がなくても警戒しよう

❗ 糖尿病は一度、診断されたら、治ることのない怖い病気

生活習慣病の代表である糖尿病は、血液中の糖質や中性脂肪が多くなり、体中の血管がボロボロになる病気です。

糖尿病もまた、手遅れになるまではっきりとした自覚症状はありません。かなり進行すると、ようやく、頻尿、多汗、のどの渇き、疲労感といった自覚症状が出てきます。これは、体が体内にある糖を、汗や尿として少しでも体外に排出しようとして起こる現象です。こうした異変を感じたらすぐに検査を受けましょう。

糖尿病の基準値は2つあります。

ひとつは早朝空腹時血糖値で、食事をしていない状態での血糖値が126㎎

糖尿病診断基準

①早朝空腹時が126mg/dl以上
②75gOGTTが200mg/dl以上
③随時血糖値が200mg/dl以上
④HbA1cが6.5%以上

▶ ①〜④のいずれかで「糖尿病型」

出典:「糖尿病治療ガイド2016〜2017」(日本糖尿病学会)

/dl以上だと糖尿病と診断されます。つまり、空腹状態でも血糖値が下がらない、常に血糖値が高い状態にあることを表しています。

もうひとつの指標がHbA1c(ヘモグロビン・エー・ワン・シー)です。これは血液中の赤血球がどれくらい糖質(ブドウ糖)と結合しているかを示す値です。

1カ月、2カ月という中期的なスパンでの血液の状態がわかるため、主に医療現場で採用されることが多くなっています。HbA1cが6・5%以上になると糖尿病だと診断がくだります。

もし、血糖値が高いと診断されたら、すぐに医師の指導に基く食事療法と薬物療法を始めてください。次項でさらに怖い症状についてお話しします。

67

本当に怖いのは合併症。目や足を失うことも

❗糖尿病性腎症は、最悪の場合、人工透析が必要になる

糖尿病が進行すると、体内の各臓器に不具合が起きてきます。主に毛細血管が多くある臓器に深刻な病気が発生します。これらを糖尿病の**合併症**といいます。ここに至るまでに、10年、20年という長い歳月がかかっています。

腎臓は、尿を作って老廃物や有害な物質を体外に排出する仕事をします。体中から血液に乗って運ばれてきた老廃物は、腎臓の糸球体《しきゅうたい》という濾過《ろか》装置で濾過されます。糸球体は無数の毛細血管が毛糸の玉のようにまとまった構造をしているため、糖尿病によって詰まりやすいのです。

糸球体の機能が悪化すると、体内に有害物質が増え、体のむくみ、高血圧などの症状があらわれます。これが**糖尿病性腎症**です。治療は、薬物治療と生活

習慣の改善が行なわれますが、最悪の場合、人工透析の必要があります。

目の網膜にも毛細血管が広がっています。その毛細血管が切れると出血が起こります。軽症のうちは血管が再生するため、視覚機能が落ちることはありません。自覚症状もありません。**しかし、ある日、大きな出血が起こり、突然、失明してしまいます。**これが**糖尿病性網膜症**です。

末梢神経の機能が低下するのが**糖尿病性神経症**です。最初のうちは、手足の先の痺《しび》れ、足の裏に何かついているような違和感が起こります。必ず左右両方に起こるのが特徴です。進行すると顔面神経麻痺《まひ》、皮膚の潰瘍《かいよう》などが発生し、痛みや痺れが耐えられないほどつらくなりますが、末期になると何も感じなくなります。こうなると、足などに傷ができても気づきにくく、ちょっとした傷や水虫が原因で足が腐り、**足を切断**することになります。**心筋梗塞や脳梗塞のリスクは2~3倍**に高まります。

68

心臓に、どんな悪影響があるのか？10分間の痛みが続いたらどうする？

❗ 心臓は一日に10万回、血液を送り出している

三大生活習慣病である高血圧になると、**血管の壁にかかる負担が大きくなり、血管を傷めやすくなります。その影響は心臓にも出ます。**

心臓は4つの部屋からできていて、左心室に入った血液がポンプの仕組みで強く大動脈に押し出されます。このとき血管にかかる圧力は最大になります。左心室が収縮することからこのときの血圧は、収縮期血圧、あるいは上の血圧といわれます。

収縮した左心室は、拡張して新しい血液を吸い込みます。このときに血管にかかる圧力は最小になります。左心室が拡張することから、このときの血圧は、拡張期血圧、または下の血圧といわれます。

心臓と血液の流れ

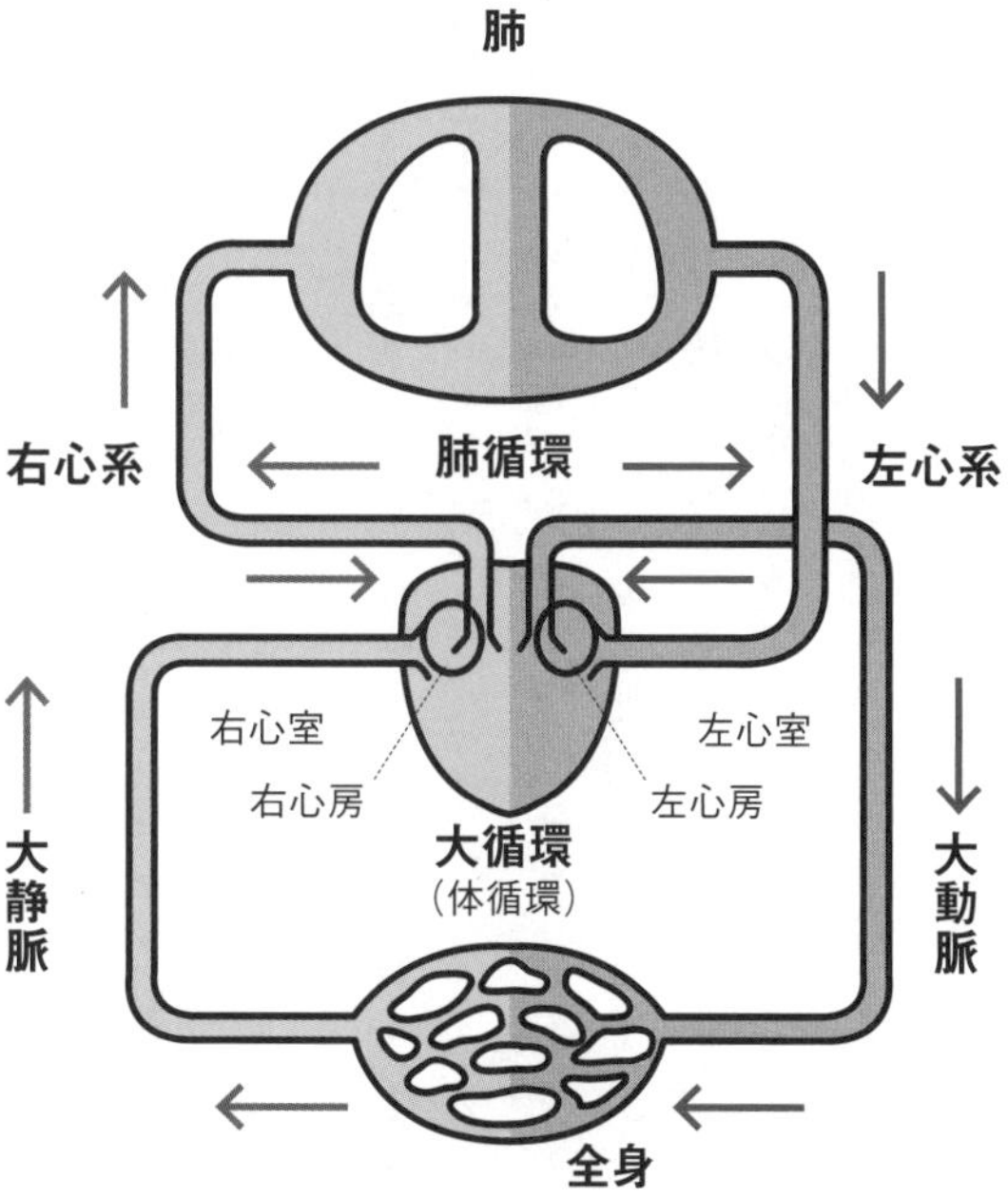

4つの部屋から心臓はできていて、左心室に入る血液が、ポンプの要領で大動脈に強く押し出される

人間の心臓は一日に約10万回も収縮と拡張を繰り返しています。つまり、その回数だけ血管に強い圧力がかかっているのです。

1年で3650万回です。50年では？　これでは血管が老化するのも納得ですね。

高血圧に加え、血糖値、中性脂肪が高いと心臓は**狭心症**や**心筋梗塞**を起こしやすくなります。

心臓を動かしているのは、心筋という筋肉です。休むことなく動く筋肉ですから、多くの血管を介してたっぷりの血液が供給されています。

この冠動脈の血管が狭くなって、血流が悪くなるのが**狭心症**です。

心筋梗塞は、冠動脈の血管が血栓によってふさがって、血流が完全に止まってしまう病気です。心筋梗塞を起こすと、血流が滞った先の心筋細胞は壊死《えし》してしまい、心臓の動きが阻害され、最悪の場合、死に至ります。**10分以上の胸痛が続いたら、迷わず、即救急車を呼びましょう。**

狭心症と心筋梗塞

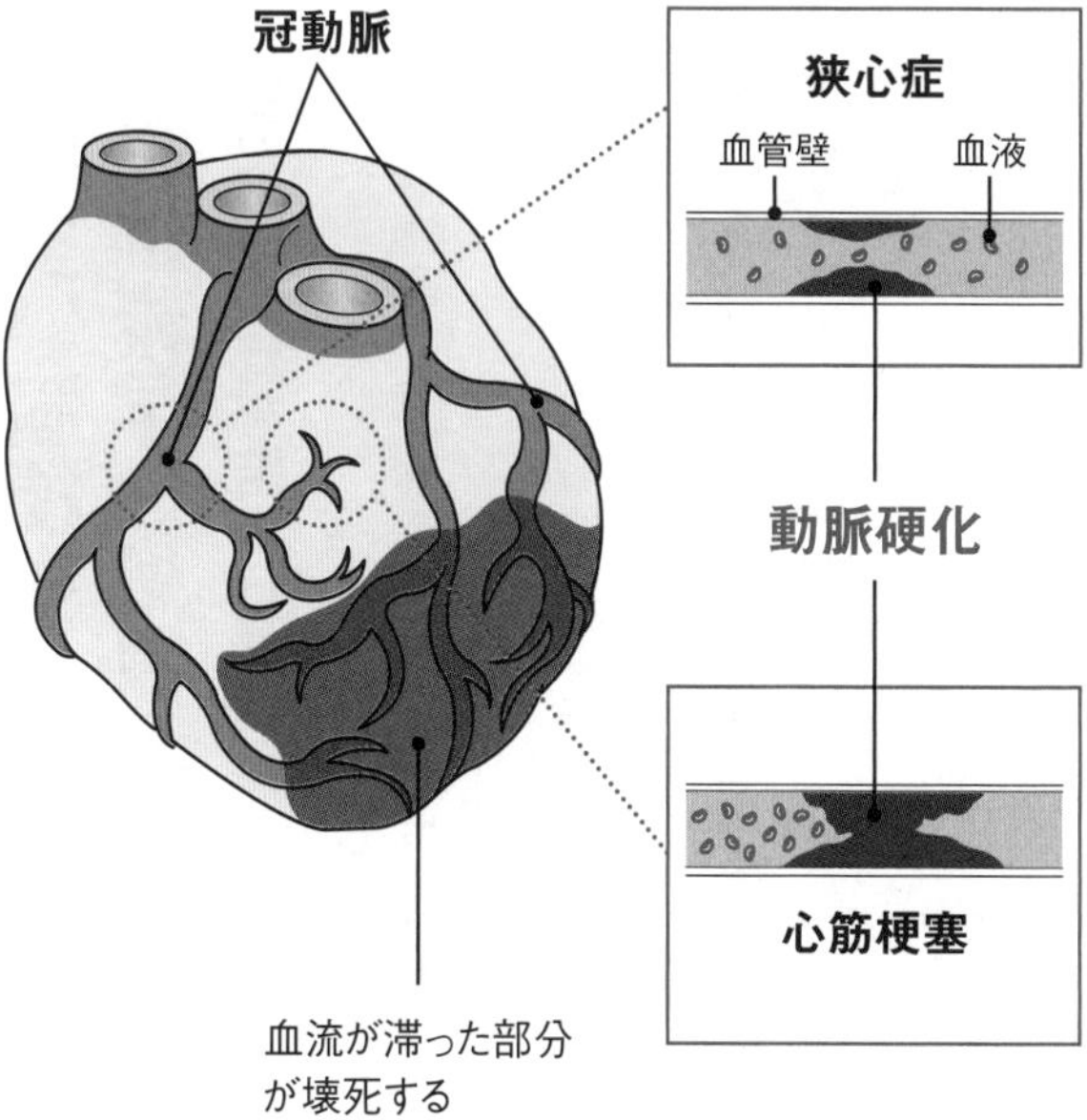
冠動脈
狭心症
血管壁
血液
動脈硬化
心筋梗塞
血流が滞った部分
が壊死する

69

働き盛りに多い脳梗塞。この発作には素早い処置が重要

❗ 血栓が、脳の細い血管を詰まらせる

脳の血管が詰まる**脳梗塞**と脳の血管が切れる**脳出血**をあわせて、「**脳卒中**」といいます。

1960年ごろまでは、塩分の多い食事が脳出血の主な原因となっていましたが、西洋流の食生活が一般的になってからは脳梗塞が多くなりました。

近年、特に増えているのが、脳の細い血管が詰まる「ラクナ脳梗塞」です。40代や50代の働き盛りにも多いのが特徴です。

ラクナ脳梗塞の主な原因が動脈硬化です。細かく枝分かれした脳の細い血管に動脈硬化が起きて、血管を詰まらせるのです。

ラクナ脳梗塞

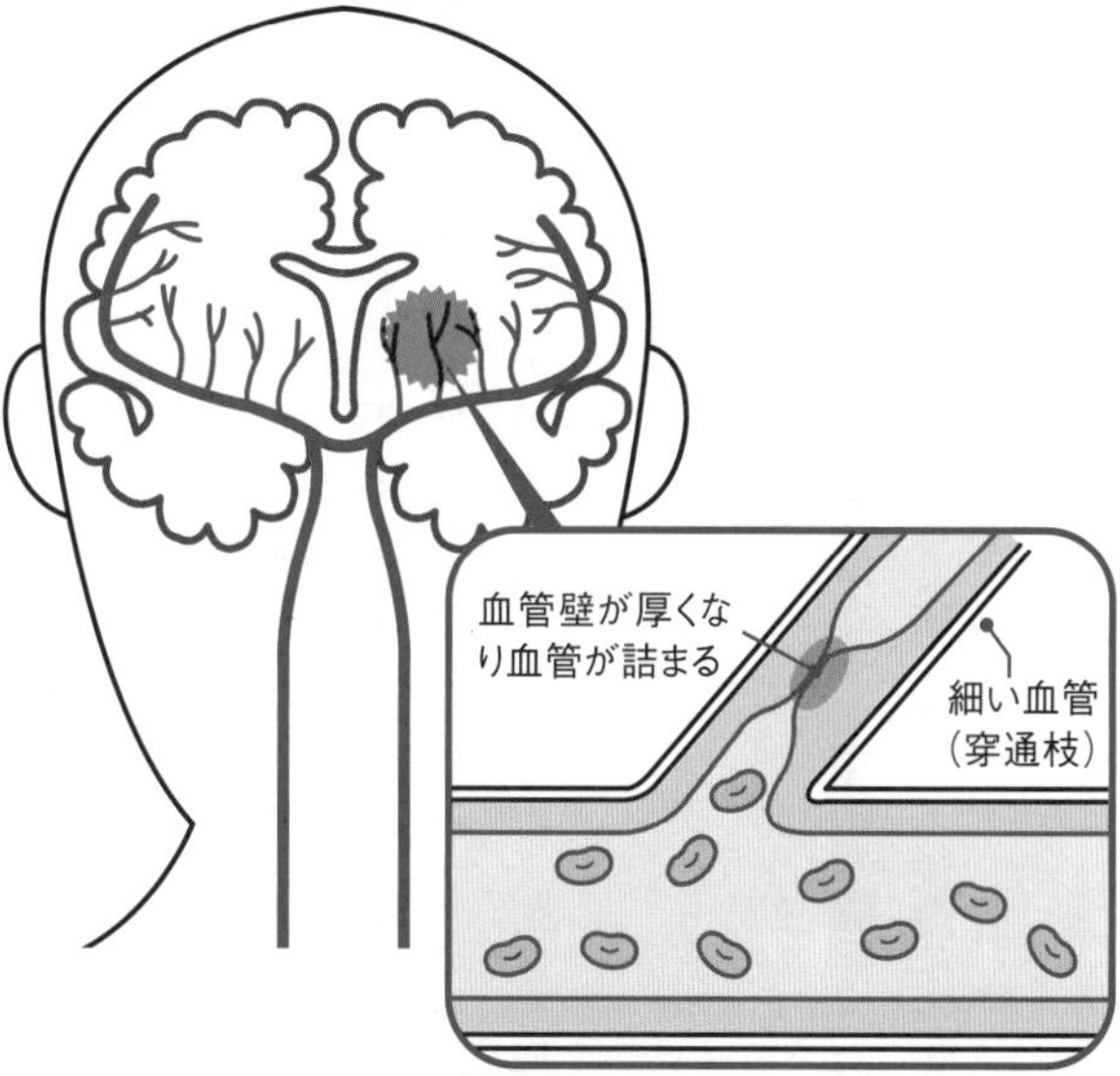

脳の深部にあるごく細い血管で梗塞が起こる小さな梗塞をラクナ（小さなくぼみの意）梗塞という。詰まった血管の場所によって異なった症状が発生する。MRI検査を受けると、脳梗塞の痕があるかわかる。
本格的な脳梗塞を防ぐには、脳梗塞体質を改善する必要がある。**そのためには、本腰を入れて食習慣、生活習慣の改善に努めること**。薬はあくまでも高血圧、血糖値を改善する類のものであり、脳梗塞を防ぐ特効薬はない。

脳への血液が止まると、最悪の場合、死に至ります。また、一命をとり止められたとしても、後遺症が残ることがあります。どこに後遺症が残るかは、血管が詰まった位置によります。

詰まりかけた血管が、血流の勢いで血栓が押し流され、運よく再び流れることがあります。**ほんの一瞬だけ呂律《ろれつ》が回らなくなったとか、手が痺れたという経験は要注意です。**脳内でこうしたことが起こっていた可能性があります。

脳梗塞で亡くなった人の脳を調べてみると、何度も脳梗塞を起こした痕が見つかることがあります。

脳梗塞の発作から命を守るためには、何よりも素早い対応が重要です。すぐに救急車を呼び、適切な処置をすることで命を助けることができます。

近年は**t-PAという血栓を溶かす治療法が開発され、発作から4時間半以内に処置を受ければ後遺症が軽くすんだり、後遺症を免れる**ケースもあります。〈了〉

本書は、本文庫のために書き下ろされたものです。

栗原　毅（くりはら・たけし）

栗原クリニック東京・日本橋院長。

医学博士。1978年、北里大学医学部卒業後、東京女子医科大学消化器病センター内科入局。1987年より東京女子医科大学で消化器内科、とくに肝臓病学を専攻し、2005年に教授に就任。2004年、中国中医研究院客員教授、2007年、慶應義塾大学教授に就任。2008年に消化器病、メタボリックシンドロームなどの生活習慣病の予防と治療を目的とした「栗原クリニック東京・日本橋」を開院。テレビ、新聞、雑誌などのメディアでも、わかりやすい解説が人気を博す。

著書に『図解で改善！　ズボラでもラクラク！　1週間で脂肪肝はスッキリよくなる』（三笠書房）、『名医が教える「本当に正しい糖尿病の治し方」』（エクスナレッジ）、『決定版！　内臓脂肪を落とす名医のワザ』（宝島社）、『肝機能を自力でみるみる改善するコツ』（河出書房新社）など、多数ある。

知的生きかた文庫

ズボラでもラクラク！
内臓《ないぞう》脂肪《しぼう》がスルッと落《お》ちる

著　者　栗原《くりはら》　毅《たけし》

発行者　押鐘太陽

発行所　株式会社三笠書房

〒一〇二-〇〇七二　東京都千代田区飯田橋三-三-一

電話〇三-五二二六-五七三四〈営業部〉

〇三-五二二六-五七三一〈編集部〉

https://www.mikasashobo.co.jp

印刷　誠宏印刷

製本　若林製本工場

ISBN978-4-8379-8832-8 C0130